JN085908

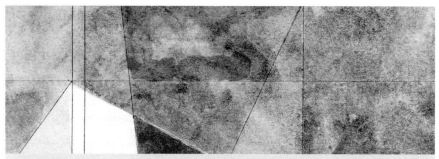

精神科臨床とリカバリー支援のための認知リハビリテーション

Cognitive Rehabilitation for Psychiatric Practices and Recovery

● 統合失調症を中心に

松井三枝 編著 Mie Matsui

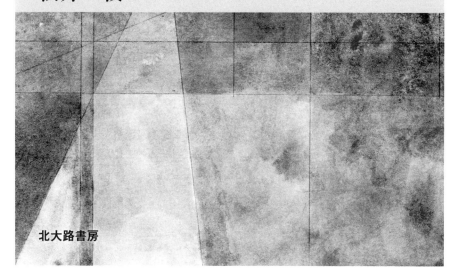

北大路書房

はしがき

　精神疾患の中でも統合失調症は 100 人に 1 人という高い罹患率がある重要な疾患の 1 つです。統合失調症の治療は，これまでは妄想・幻覚などの華々しい症状を抑えることに焦点を置く薬物療法が主体でした。しかしながら昨今，精神医療のパラダイムは変化してきており，統合失調症の人たちがより主体的にリカバリーを目指していけるような援助が重視されてきています。このことにより実際の現場でも，統合失調症の人たちが社会で共に生きるための練習の一環として，入院治療重視の治療から外来通院重視の治療へと明らかに変化してきています。こうした変化は，陽性症状の治療だけでなく，統合失調症の人たちの機能面への改善を促すアプローチの必要性に目が向けられてきていることにつながります。特に，統合失調症において，注意，記憶，遂行機能などの種々の認知機能障害は社会復帰や生活機能に大きな影響を及ぼすことが推測され，それらに対する治療は重要と考えられます。

　本書で取り扱う「認知リハビリテーション」は，認知機能障害に直接焦点を当て，それを改善することを目指す治療法です。現在欧米ではその効果のエビデンスが蓄積され，心理社会的治療の重要な 1 つとして組み込まれてきています。さらに，精神疾患のための認知機能改善のためのアプローチについては様々な考え方や焦点の当て方に基づく技法が考えられ，欧米を中心として代表的ないくつかのアプローチが実際に行われるようになってきています。

　それらの治療構造においては，マンツーマン・アプローチもあればグループ・アプローチもあり，またコンピューターなどの機器を用いる方法もあれば紙や鉛筆のみを用いる方法もあります。またアプローチの期間や焦点を当てる機能および他の心理社会的アプローチとの統合の在り方など，臨床に取り入れると役立つと思われる事項もかなり整理されてきています。わが国でも，認知リハビリテーションの重要性が認識されてきつつありますが，これらの様々なアプローチの理念や方法に関しては，必ずしも十分に知られているとはいえません。特に，諸外国ではこのような認知機能改善に関するアプローチは，医師のほか

心理学の専門家をコアとした様々な職種の医療従事者の協力を得て発展してきているといえます。

　わが国でも，少数ながら，このことに関心ある心理学の専門家が欧米でのアプローチを参考にしつつ，それぞれ置かれた現場で日本人用に開発し，効果を検証し実践してきているところです。本書は，そうしたわが国で現在取り組まれ始めている認知リハビリテーションの技法について紹介し，認知機能改善へのアプローチについての理解を深めるための手引きとなるようにしたいと思ってまとめ上げました。特に本書の特徴として，その分野で経験のある心理学の専門家によって各章の執筆を行いました。心理学を中心とした臨床家や研究者，および大学院生や大学生の皆さんにこの分野を知っていただく契機になる書となることを願っています。なお，このアプローチは，精神疾患の中では統合失調症へのアプローチが先駆けて発展してきていますが，最近は，様々な精神科領域の精神疾患や神経疾患にも応用されてきています。その意味では，この領域に携わる様々な職種の医療従事者の参考にもしていただけると幸いです。

2020 年 4 月　　編著者

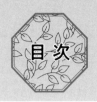

目 次

第 6 章　社会認知ならびに対人関係のトレーニング―SCIT　111

第 7 章　メタ認知トレーニング―MCT　　　135

第1章

統合失調症の認知機能障害と認知リハビリテーション

1節　はじめに

　統合失調症は，知覚，思考，感情，意欲，自我などの高次機能が広範に障害される機能性精神疾患で，幻覚，妄想，興奮などの陽性症状（健常者にはみられず発病すると新たに産出されるという意味）や，感情鈍麻，意欲減退，会話・思考の貧困等を中心とする陰性症状（健常者の機能が欠落あるいは減弱したようにみえるという意味）からなる多彩な精神症状を引き起こします。好発年齢は思春期から 20 歳代半ばですが，それ以降の発症も多くあります。一生の間にこの疾患になる率は，諸外国でも日本でも時代を超えて約 1％といわれています。平成 29 年厚生労働省患者調査* によれば，日本全国で約 79 万人の患者が治療を受けており，入院患者数が 15 万人以上にものぼるいまだ重大な疾患です。診断基準として国際的に認められているものは，アメリカ精神医学会（American Psychiatric Association: APA）による DSM-5 および世界保健機

---

*　https://www.mhlw.go.jp/kokoro/speciality/data.html

構（World Health Organization: WHO）の国際疾病分類 ICD-11 です。統合失調症は定義上，6 か月あるいはそれ以上続く障害で，少なくとも 1 か月間の妄想や幻覚，解体した会話，ひどく解体したあるいは緊張病性の症状，陰性症状などが含まれます。妄想は通常，知覚や経験の誤った解釈を伴います。統合失調症で最もよくみられる妄想の内容は被害妄想ですが，関係妄想（いわゆる，何かが自分と関係していると誤って考えること）や身体的妄想，宗教妄想，誇大妄想などのいろいろな主題のものを含むことがあります。幻覚はすべての感覚器に起こり得ますが（例えば，聴覚や視覚，嗅覚，味覚，触覚），統合失調症では，幻聴が何よりも一般的で特徴的な幻覚といえます。統合失調症の厳密な原因は不明ですが，少なくとも症状の発現には脳内の神経情報伝達物質が関与していることは明らかといわれています。例えば，これまではドーパミンを増加させる疾患や薬物は，精神病の陽性症状を引き起こしたり憎悪させたりする一方で，ドーパミンを減少させる薬物は陽性症状を減少するか消滅させるということが観察されてきました。生化学的な研究の進展により，近年ではドーパミン代謝率の上昇というよりも，ドーパミン受容体が増加していて，ドーパミンへの感受性が上昇しているのではないかと考えられています（Birchwood & Jackson, 2006）。他に，前頭前野におけるセロトニンの活動低下が皮質下活動の抑制の失敗につながり，その結果，ドーパミン系の過活動が生じるという主張もあります（Ohouha, Hyde & Kleinman, 1993）。さらに，興奮性神経伝達物質であるグルタミン酸の活動が大脳辺縁系を含む側頭葉周辺領域で低下しているという考えもあります（Deakin, Slater, Simpson et al., 1989）。このような神経伝達物質のメカニズムの研究により，複数の神経伝達物質に異常が存在するのではないかと考えられてきています。さらに，統合失調症では，特異的な生物学的脆弱性と環境要因との相互作用の結果，特定の神経回路が過度に賦活された状態が基盤となっていると考えられています。すなわち，統合失調症の発症に関しては，生物-心理-社会の各々の側面に関わる脆弱性要因とストレス要因がからむ相互作用に基づくとされています（Wykes & Reeder, 2005）。そして，これらの要因はリカバリーの要因にもつながってくることと考えられています。つまり，疾患から回復する際にも生物学的要因（例：適切な薬物療法），心理的要因（例：ストレス等への対処方法，メタ認知）および

社会的要因（例：家族，友人および健康サービスについての社会的支援）の相互作用が関係してきます（Wykes & Reeder, 2005）。したがって，統合失調症の治療においては，いまや薬物療法と心理社会的治療は車の両輪ともいえます。統合失調症の治療に関して，歴史的には 1950 年代，抗精神病薬の発見とともに，治療の主眼は陽性症状であったといえます。しかし，薬物療法によって，陽性症状が改善しても統合失調症からの回復にはいたらず，機能的予後の改善はなされませんでした。そうすると，統合失調症の機能的予後に関して，認知機能がいかなる様子か，すなわち，症状が改善されても機能の改善や社会復帰にまで必ずしも至らないとしたら，認知機能そのものの問題はどうなのかといった視点が浮上してくるように思われます。

1970 年以降，脳画像の登場によって，統合失調症の脳形態や脳機能に変化があることが明らかにされてきました。そのことに付随して，認知（神経心理学的）機能が検討されるようになってきました。

2 節　統合失調症の認知機能障害

統合失調症の認知機能障害があるのかどうかを明らかにするための先駆けとなった報告としては，Kolb と Whishaw（1983）が前頭葉，側頭葉，および頭頂葉機能障害に特徴的な検査バッテリーを施行し，認知機能障害の特徴を脳機能と関連づけようとしました。彼らは，患者で広い範囲の障害を見出し，頭頂葉機能に比し，前頭−側頭葉は異なって影響を及ぼしていると結論しました。一方，こういった器質性疾患に鋭敏な神経心理検査を利用する際，心理測定的な各検査の等価性を考慮する必要性が提唱されました（Chapman & Chapman, 1978）。すなわちその障害が疾患に特異的な障害であるか否かの問題は，標準的神経心理学的バッテリーによるアプローチによって決められなければならないということでした。Saykin ら（1991）の報告は，神経心理学的検査の包括的バッテリー（いくつかの検査の組み合わせ）を用いた最初の研究でした。この研究で含められた認知機能の領域は，抽象・柔軟性，言語性知能，空間的体

制，意味記憶，視覚性記憶，言語学習，言語，視覚運動処理と注意，聴覚処理と注意，および運動であり，各々の領域をカバーする検査が取り入れられていました。結果，患者の遂行成績はすべての領域で少なくとも健常者サンプルより1標準偏差下回っていました。しかし，プロフィール分析では，記憶機能でより強い障害が示されました。したがって，広範囲の認知機能障害を背景に学習・記憶が特に障害されているということが明らかにされました。

　Heinrichs と Zakzanis（1998）は，統合失調症における 1980 ～ 1997 年までの 204 の認知機能研究のメタ解析を初めて行いました。このレビューをもとに種々の認知機能の中で，適切な研究数がある効果量の大きいテストないし機能は，全般性言語記憶，動作性 IQ，注意持続（continuous performance），ついで語流暢性などが導き出され，これらが統合失調症患者で障害されることが多いことが明らかとなりました。逆に，効果量の小さいテストおよび機能は積木模様（WAIS-R），単語（WAIS-R）および IQ（WAIS-R 以外で測定された）などであり，これらは統合失調症患者では比較的保たれていると考えられました。これらのことから，統合失調症に特徴的な認知機能障害がかなり明らかになってきたといえます。その後，Dickinson ら（2007）が 1995 ～ 2007 年までの 37 研究について，さらには Schaefer ら（2013）が 2006 ～ 2012 年までの 100 研究のメタ解析を同様に行いました。表 1-1 にこれらの研究の効果量をまとめて示しました。これらから，時代を超えて共通した効果量をもって，統合失調症患者における広範な領域（処理スピード，記憶，遂行機能，注意，ワーキングメモリ，言語流暢性など）で認知機能障害が認められるといえます。Heinrichs と Zakzanis（1998）の対象は主に欧米の研究が中心でしたが，Schaefer ら（2013）はさらに，100 研究中 92 研究を 28 の北米研究，47 のヨーロッパの研究，17 のアジアの研究に分けて，効果量の比較も行いました。その結果，地域を越えて，ほぼ同様の効果量が得られていることが明らかにされました。このように認知機能障害の問題が明らかになってきたことで，次に必要なこととして，認知機能障害に焦点を当てた介入，認知リハビリテーションということになってきています。

表 1-1　統合失調症の認知機能障害の 3 つのメタ分析の比較 (Schaefer et al., 2013 を一部修正)

	Heinrichs and Zakzanis (1998) 1980–1997　82.4　204		Dickinson et al. (2007) 1995–2006　…　37		Schaefer et al. (2013) 2006–2012　66.8　100	
カバー期間 男性 % 研究数	平均	SD	平均	SD	平均	SD
統合失調症年齢	34.4	10	31.5	7.3	35.1	9.5
統合失調症教育年数	12	1.1	12.3	1.1	12.1	2.6
罹病期間（年）	12.7	7.6	9.1	5.9	13.2	9.3
研究ごとのサンプル数	36.1	30.2	53	33.9	90.5	128.4
	効果量	患者サンプル数	効果量	患者サンプル数	効果量	患者サンプル数
メタ分析全平均	0.92	7420	0.98	1961	1.02	8617
全 IQ	1.1	1018	1.19	863	1.11	3273
単語読み問題（" 病前 IQ"）	0.42	1069	0.59	450	0.72	2087
WAIS 単語問題	0.53	2046	0.9	586	0.76	1791
WAIS 積木問題	0.46	1166	0.84	607	0.71	2179
言語記憶学習の合成	1.41	1088	…	…	…	…
物語記憶学習	…	…	1.19	863	1.41	2358
単語リスト・図形記憶学習	…	…	1.25	1254	1.3	4730
非言語・図形記憶学習	0.74	379	0.82	544	1.1	1949
WCST 達成カテゴリー	1.01	1387	0.81	1018	0.87	2999
WCST 保続エラー	1.06	1387	0.79	1295	0.9	2393
符号問題	1.11	1204	1.57	1961	1.55	3680
トレイル・メーキング A	0.7	1204	0.88	1081	0.9	3114
トレイル・メーキング B	0.8	1387	0.92	1190	1.08	3362
WAIS 順唱	0.69	440	0.73	175	0.63	1970
WAIS 逆唱	0.82	440	0.86	155	1.01	2026
語流暢性の合成	1.15	1020	…	…	…	…
文字流暢性	…	…	0.83	1213	0.98	2300
カテゴリー流暢性	…	…	1.41	462	1.21	3166

3節　認知機能改善療法

1. 定義と効果研究

　認知リハビリテーションは認知機能障害に直接焦点を当てそれを改善することを目指す治療法です。統合失調症のための認知リハビリテーションは 1990 年以前にはほとんど着目されてきませんでしたが，最近，統合失調症の認知機能障害への関心が高まってきたことと相まって，その関心が急速に高まりつつあるところです。様々な統合失調症の認知リハビリテーションのプログラムが開発され，脳損傷のリハビリテーションにおける理論的展望からの影響も受けてきていますが，統合失調症の障害の特徴に応じた介入法の工夫が必要と考えられます。2010 年のイタリアのフィレンツェで開催された国際統合失調症研究カンファレンス（Biennial Schizophrenia International Research Conference）において，統合失調症に対する広義の認知リハビリテーションは認知機能改善療法（Cognitive Remediation Therapy: CRT）という言い方で初めて公式に「認知過程（注意，記憶，遂行機能，社会的認知ないしメタ認知）の持続と般化を伴った改善を目指す行動的トレーニングに基づいた介入」と定義されました。認知機能改善療法の技法の背景にある理論は認知と機能の関係についての広範な実証的事実に基づいており，臨床的な転帰に関するいくつかのデータによって支持されてきました。認知機能改善療法とは包括的な表現であり，その中には様々な種類の介入方法があります。特に Wykes らの一連の認知機能改善療法（CRT）についての効果研究やその理論と実践は，この分野の発展に大きな影響力をもたらしています。

　統合失調症の認知リハビリテーション・プログラムは，具体的な設定としてはグループ治療か個人療法か，紙と鉛筆による方法かコンピューターによる方法か，セラピストがいる場合といない場合，課題の方略と（ないしは）課題の全般的な練習いずれかの原理に基づくのか，といった様々な方式で開発されてきました。表 1-2 にその種類を要素別に示しています。多くのプログラムは治療のはじめ頃は単純な課題を行い，治療を続けていくにしたがって，複雑性を増やしていっています。また，治療の長さや頻度も重要ですが，プログラムに

よって差異があります。

　認知リハビリテーションの技法に関して，図1-1に示したように効果の大きい技法とそうではない技法がこれまでの基礎的研究成果からうかがえます。WykesとReeder（2005）は誤りなし学習（学習に際して誤りを生じさせずに成功することを保証して課題遂行の向上を図る方法），自己モニタリング（教示の言語化を行うなど），足場づくり（課題の複雑さを参加者の能力のレベルに合わせ，段階的にそれを移行していく方法）および方略学習（例えば，記憶学習のためのチャンキングなど）が重要で効果的な技法であるとしています。

表1-2　様々な統合失調症の認知機能改善療法プログラムの設定法（Wykes et al., 2011）

要　素	種　類
対象	個人・二人ペア・集団・左記の複数の組み合わせ
方法	対人での情報提示・紙と鉛筆・コンピューター・ビデオ・左記の2つ以上の組み合わせ
セラピスト	マンツーマン・1対多・不在
長さ	1セッションのみ・10セッション以内・10セッションを超す
他のリハビリテーションとの組み合わせ	組み合わせない・包括的プログラムの一部・他のプログラムと並行
技法	誤りなし学習・足場づくり・明瞭な教示・言語化した自己教示法・モデリング・シェイピングと正の強化・潜在記憶の利用・複数のモダリティによる練習など

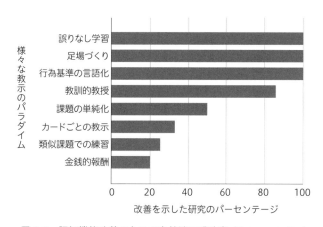

図1-1　認知機能改善のための各技法の成功率（Wykes et al., 2011）

認知機能改善療法の治療効果については，欧米では無作為比較統制試験による検討が進められ，それらのメタ解析によって効果が検証されてきました。McGurk ら（2007）は 2006 年までに公表された全 26（1151 参加者）のメタ解析を行いました。その結果，統合失調症患者への認知機能改善療法の改善効果は，認知機能評価で効果量が 0.41 と中等度でした。さらに，これらのうちの 6 つの研究は治療後平均 8 か月目にフォローアップをしており，0.66 の効果量を示し改善の持続性を示唆しています。認知機能別にみると，注意が 0.41，処理スピードが 0.48，問題解決が 0.54，言語記憶学習が 0.39，ワーキングメモリが 0.52 および社会的認知が 0.54 でした。さらに，精神症状についての効果量が 0.28，全般的日常心理社会機能については 0.36 と認知機能に比しやや低い効果でした。さらに Wykes ら（2011）は，無作為比較統制試験による 40 研究を方法論の観点から詳細なメタ解析を行い，認知機能改善療法の改善効果が中程度（全般的認知の効果量が 0.45）で特に大きな効果は，問題解決や社会認知の領域で認められることを示しています。これらのことから，統合失調症への認知機能改善のためのアプローチは，現在まで，意義あることが示されてきているといっていいでしょう。

2．認知機能改善療法の種類

　アメリカ精神医学会の最新（2020 年）の統合失調症患者の治療のための実践ガイドラインでは，現況での心理社会的治療として，認知行動療法，心理教育，雇用支援サービス，包括型地域生活支援プログラム（Assertive Community Treatment: ACT），家族介入，自己管理スキルとリカバリー焦点介入，社会技能訓練（Social Skills Training: SST）および支持的精神療法とならんで認知機能改善療法（認知リハビリテーション）が主要項目の 1 つとして盛り込まれており，説明されています。同様に，英国国立臨床研究所（the National Institute for Health and Care Excellence: NICE）の最新（2019 年）の統合失調症ガイドラインにも認知機能改善療法が組み込まれています。さらに，2005 年にアメリカ心理学会のアドバンス専門実践委員会によって「重度精神疾患のための回復と予後改善のための最善実践訓練ネットワークのアウトライン」が出され，その中に認知機能改善療法が盛り込まれました。アップデートされたバージョン

では，エビデンスに基づいたいくつかのアプローチが入っており（APA，2007），それらの種類については，表1-3に示しました。このガイドラインでは，それぞれの概要と詳細を知るための問い合わせ先まで記載されています。わが国では，このような統合失調症のための認知リハビリテーションへの取り組みは，欧米よりも10年以上隔たっているように思われます。実際に，いまだ欧

表1-3　精神疾患の主な認知リハビリテーションの種類

開発者（国）	種類	日本の状況	本書で取り扱う章
Delahunty, A.（オーストラリア）Wykes, T.（英国）	前頭葉・実行機能プログラム（Frontal/Executive Program: FEP）（狭義の）認知機能改善療法（Cognitive Remediation Therapy: CRT）	日本語版マニュアル・実施報告あり	2章
Brenner, H.（スイス）	統合心理療法（Integrated Psychological Therapy: IPT）	日本語訳あり	
Hogarty, G.（米国）	認知機能促進療法（Cognitive Enhancement Therapy: CET）		
Bell, M.（米国）	神経認知促進療法（Neurocognitive Enhancement Therapy: NET）		
Medalia, A.（米国）	リハビリテーションへの神経心理教育的アプローチ，認知矯正療法（Neuropsychological Educational Approach to Rehabilitation: NEAR）	日本語版マニュアル・実施報告あり	4章
Sohlberg, M. M.（米国）	注意プロセス訓練（Attention Process Training: APT）		
Silverstein, S. M.（米国）	注意シェーピング法（Shaping of Attention）		
Kern, R.（米国）	誤りなし学習アプローチ（Errorless Learning Approaches）		
McGurk, S.（米国）	就労プログラムのための思考スキル（Thinking Skills for Work Program）	実施報告あり	5章
Penn, D. L.（米国）*	社会認知トレーニング（Social cognition and interaction training: SCIT）	日本語版マニュアル・実施報告あり	6章
Twamley, E. W.（米国）*	代償的認知トレーニング（Compensatory Cognitive Training: CCT）	日本語版マニュアル・実施報告あり	3章
Moritz, S.（ドイツ）*	メタ認知トレーニング（Metacognitive Training: MCT）	日本語版マニュアル・実施報告あり	7章

※アメリカ心理学会の精神疾患のリカバリーと予後改善のための実践における臨床トレーニングのカタログ（2007）であげられているものを網羅している。ただし，＊はそれ以降エビデンスが公表され普及しているものである。

米のように治療ガイドラインに認知リハビリテーションは盛り込まれてはおらず，保険収載もされていません。しかしながら，ここ10年ほどの間に，認知機能障害への関心は確実に持たれるようになっており，実際に認知リハビリテーションについても日本人向けにアレンジされ，効果も検証されるようになってきています。本書では，日本で取り組まれている認知リハビリテーションを網羅し，紹介しています。表1-3にもあるように，FEPは第2章，CCTは第3章，NEARは第4章，就労プログラムのためのスキル訓練は第5章，SCITは第6章，およびMCTは第7章にて，それぞれ取り組んできた臨床研究者が詳細に執筆しています。ここでは，表1-3の中で，日本での取り組みのないアプローチの概略のみ以下に示しておきます。

(1) 統合心理療法 (Integrated Psychological Therapy: IPT)

　IPTはスイスのBrennerら(1994)によって開発された認知リハビリテーションのグループ療法です。IPTは，基本的認知機能がより高次の複雑な社会的機能の先行条件であるという基礎単位モデルに基づいています。訓練は5～7名の小グループでなされます。1週間に30～60分のセッションを3回行い，機能の複雑性の程度によって階層的に並べられた5つの下位プログラムによって進められていきます。最初の3つの下位プログラムは認知訓練であり，抽象化，概念の組織化，基礎知覚およびコミュニケーション技能の訓練を含んでいます。これらは認知分化，社会知覚および言語伝達と名づけられています。また，これらの能力は効果的な社会相互作用を行う際に本質的で，先行する必要な技能と考えられています。第4と第5プログラムは社会的相互作用の行動レベルを示し，社会技能訓練と類似しています。また，これらは，社会技能および対人問題解決と名づけられています。各訓練は構造化されており，マニュアルが揃えられています。約6か月で下位プログラムが修了します。

(2) 認知機能促進療法 (Cognitive Enhancement Therapy: CET)

　CETは，神経発達障害が社会的認知の遅れをもたらすという統合失調症の神経発達モデルに基づいています。視点取得のような社会的認知の重要事項が治療の焦点です。このモデルによると，訓練による認知的経験を通じて，脳の

神経可塑性が可能となるということになります。CET における訓練の概念は，脳外傷患者のための Ben-Yishay ら（1987），Brenner の IPT および人間の認知発達の現代の理論からの影響を受けています。訓練で強調されていることは，情報の具体的認知処理から社会的テーマの骨子をつかむといった自発的な抽象化まで移行することです。訓練のための 2 つの主要素は，①注意，記憶および問題解決能力に焦点を置くコンピューターを用いた認知演習，および②社会的認知の小グループ訓練です。CET は各段階で社会的相互作用と関係しています。まずは，コンピューターによるセッションが，患者とセラピストのペアに施されます。患者はコンピューターソフトプログラムを用い，方略を提供されたり，励ましたりされながら，お互いに援助していきます。社会的認知グループのカリキュラムは概念化演習，要旨作成，メッセージの要約，実生活での社会的ジレンマの解決，新聞の記事のテーマの要約，感情や社会的文脈の評価，会話を始めたり維持したりすること，劇作りおよび中心ステージ演習（例えば，自己紹介ないしは友人の紹介）からなります。グループは，実際の社会的相互作用では構造化されていますが，計画されたものではありません。セッションは，宿題のレビュー，心理教育の話題，患者ないしはペアによる演習，他の患者とコーチからのフィードバック，および教育の話題に基づいた新しい宿題の割り当てからなります。訓練は，参加者の認知処理スタイルの障害により個別に行われます。Hogarty ら（2004）が，精力的に CET の効果研究を行ってきました。

(3) 神経認知促進療法（Neurocognitive Enhancement Therapy: NET）

　Bell ら（2001）による NET は，焦点が職業リハビリテーションについてあることを除けば，CET と類似しています。すなわち CET と同様，NET もコンピューターに基づいた認知訓練が含まれているのです。NET で用いるコンピュータープログラムは脳損傷患者での治療でも使用されるものです。訓練は簡単な演習で始められ，より複雑な演習に進められます。訓練中，参加者は自分のペースで作業し，1 つの演習から次の演習に進んでいきます。参加者は 1 つのレベルで 90% の正確性に達すると，課題のパラメーターは次の課題に変わり，遂行するためのモチベーションを適度に高めます。訓練は，注意，記憶，

および実行機能に焦点を置きます。NETではほかに，2週間ごとに，参加者に対して認知機能アセスメント尺度による職業査定に関する結果に基づくフィードバックを行い，週に1度，参加者には社会的プロセスグループに参加してもらいます。

(4) 認知機能改善療法（Cognitive Remediation Therapy: CRT）

　狭義の認知機能改善療法は英国のWykesら（2003, 2005）によって採用されたもので，統合失調症に共通した認知処理障害およびそれらが社会的機能のような複雑な行動の障害といかに結びついているかの理解に基づいています。例えば，実行機能の障害を訓練のターゲットとする場合は，3つのモジュール（認知的柔軟性，ワーキングメモリとプランニング）からなります。このプログラムは教示方法に重きを置き，手続き学習，誤りなし学習の原理および他のエビデンスに基づいた方法を用います。このプログラムは紙と鉛筆（paper-and-pencil）を用いながら，個別に訓練を行います。難易度に応じて，より簡単な演習から，徐々に複雑な演習へと進めていきます。演習は認知検査での概念特徴を併せ持つことが多い。Wykesら（1999）は，1日1時間，1週間に3〜5日，40セッションの訓練を行い，訓練効果を示しました。認知的柔軟性の改善を示した参加者は3か月内で社会的機能の改善を示しました。6か月のフォローアップ研究で，認知的転帰の測度（WCST，数唱およびロンドン塔課題）を検討した結果，数唱が6か月後のフォローアップで認知機能改善療法の効果を持続しました。また，記憶に関する測度でも，対照群と比較して，認知機能改善療法を受けた群は効果の持続を示しました。さらに，Wykesら（2002）は機能的脳画像により，介入による脳の活性を初めて報告しました。これの骨子である前頭葉・実行機能プログラム（FEP）を第2章で紹介します。

(5) 注意プロセス訓練（Attention Process Training: APT）

　APTは，脳外傷の人のための認知機能改善のアプローチとして，SohlbergとMateer（1987）によって開発されました。注意の4領域（維持的注意，選択的注意，交替性注意および分散的注意）が訓練のためのターゲットです。4タイプの材料（聴覚および視覚抹消課題，精神制御課題，日常生活課題）が用

いられ，訓練演習は難易度順に並べられています。訓練演習を通して各段階を
マスターした後，次に進むようになっています。前の段階で得た技能は後の段
階での技能の開発の先行必要条件です。Lopez-Luengo と Vazquez（2003）は，
24 名の統合失調症患者を対象に APT の効果を検討しました。患者は APT な
いしは通常の治療にランダムに割り当てられました。APT 群は 1 週間に 2 回，
1 回 1 時間以内の訓練結果について報告しています。Kurtz ら（2001）は APT
と展望記憶訓練を統合失調症患者に行いました。1 週間に 2 回，1 回 1 時間で
5 ～ 7 か月行った結果，一部の患者で注意のある面の改善があったことが示さ
れました。

(6) 注意シェーピング

　行動および認知を修正するための行動的アプローチです。シェーピングは
ターゲット行動への連続的な弁別強化に関係します。望ましいターゲットに接
近する行動は強化され，望まれない行動は強化されません。最初，訓練はその
人にある行動レパートリーの中で生じる高い可能性のある行動（例えば，30
秒間座ること）に焦点が置かれます。いったん行動が確立したら，強化の基準
は最終目標に近い行動を遂行するように進められます。それから，新しい行動
が選択的に強化され，行動目標が達成されるまで，これらのステップが繰り返
されます。

　Silverstein ら（2001）は，治療抵抗性のある入院統合失調症患者の注意スパ
ンは，目指された行動反応と 1 次ないしは 2 次の強化子（トークンのようなも
の）をペアにすることによって改善しえることを示しました。非言語行動には，
目を開ける，頭を上げる，リーダーと目を合わせるといった行動が含まれてい
ました。言語行動は 5 秒内に反応し，自発的なコメントをするということが含
まれていました。ベースラインの査定と個々の注意目標の同定後，シェーピン
グ手続きがグループで始められました。2 名の観察者が 15 分のインタバルで
ターゲット行動の頻度を記録しました。各インタバル後，ターゲット行動を行っ
た患者は後で 25 セントに交換できるトークンを受け取りました。シェーピン
グの手続きは，最初は，容易で単純な注意目標（例えば，30 秒間目を開ける）
に目標がおかれ，それらが達成されるにつれて，難易度が増大されました。結

果，すべての参加者は注意行動で有意な改善を認めました。行動シェーピングは，重度の障害で治療抵抗性のある統合失調症患者のための，唯一エビデンスのある認知リハビリテーション治療です。

(7) 誤りなし学習アプローチ

　誤りなし学習とは，神経学的に障害のある群では誤りをすると学習にマイナスの影響があるという理論に基づいた訓練アプローチです。学習中の誤りは，特に統合失調症患者で問題となります。誤りなし学習法では，訓練課題は最初最も容易な課題から，より複雑な課題へと続けられ，訓練中は，誤りが起きないように様々な教示法が与えられます。各技能の要素は，反復練習を通して過剰学習されます。誤りなし学習では，2つの手続き的原理，①学習中の誤りの防止と②完全な課題実行の自動化が強調されています。Kern ら（2003）は，誤りなし学習の訓練を受けた統合失調症患者では認知障害が職業課題遂行と関連はなく，他方，伝統的な方法の訓練を受けた患者では認知障害が職業課題遂行と関連があることを示しました。この結果は誤りなし学習が統合失調症の認知機能の障害を補償するかもしれないということを示唆しています。さらに，誤りなし学習は，顕在記憶に比して統合失調症患者で比較的保たれている潜在記憶の利用にもなるといわれています。

3. 認知機能改善療法についての白書

　欧米の研究者を中心として，様々な認知機能改善療法が開発・実行され，2010 年には専門家が集まり，認知機能改善療法の定義がなされたことをすでに述べましたが，さらに，2020 年，専門誌 *Schizophrenia Research* に欧米のこれらの専門家（Bowie, C. R. ら 12 名の代表者）が名を連ねて「統合失調症の認知機能改善」についての中核技法に関する白書を公表しました。このことは，真にそれらしからぬこととは明確に区別することおよび何が本質かをこれに携わる人々に促すためと考えられます。この白書では，認知機能改善治療のプログラムに共通して重要なこととして，以下の4つの側面からまとめられています。

(1) セラピスト：専門のセラピストが必ず介在することの必要性

・セラピストは，背景となるとトレーニングをはっきりさせるべきである。
・セラピストは認知プロセスの基本的な理解をし，どのようにして，精神疾患の認知機能障害があらわれ，どのようにしてこれらの認知能力が日常生活に影響を及ぼすかについて，知っておくべきである。
・セラピストと参加者は認知の問題をフォーミュレートし，この問題と目的をリンクさせることが有用である。
・セラピストは参加者とともに行う認知機能改善の作業を目的に向け，境界を定め，必要とされる短期目標と長期目標を調整する。

(2) 認知のエクササイズ

・参加者には，繰り返し，参加してもらうことが重要である。
・インテンシブなトレーニングが意味ある効果を予測するために望ましい。
・認知機能改善の治療には参加者をプログラムに積極的に向かわせる計画も入っている。
・各認知のエクササイズは訓練前に参加者に説明されるべきである。
・セッション中の訓練の補強としてホームワークが時折用いられる。
・課題に取り組むことを続けてもらうためには，認知のエクササイズの困難度を上げていくことが重要である。
・遂行のパラメーター（正確性，スピードなど）は追跡されるべきである。
・セラピストは訓練の成績よりもプロセスにより重きをおいて奨励すべきである。

(3) 問題解決方略を発展させるための手続き

・認知機能改善の治療には，参加者が認知訓練課題中に使用する方略を見定めたり，モニターしたりする機会が含まれる。
・セラピストは潜在的に方略をほのめかすよう準備する。

(4) 日常生活機能へと転移を促進させること

・セラピストは個々の参加者と認知目標を共同で設定する。
・セラピストは，機能変化のプロセスについて現実的な期待を促す。
・セラピストは日常生活で活動を転移するように参加者を支持する。
・転移の技法（討論，ロールプレイ，社会認知訓練，補完活動，心理社会的介入）も示されるべきである。

4節　まとめと今後の課題

　わが国でも，認知機能改善療法の開発や効果研究がいくつか取り組まれるようになってきました。よって，本書ではわが国でこれまで取り組まれてきた代表的なアプローチを各章で紹介することを目的としました。認知機能改善療法には様々な種類があり，置かれた臨床状況ではどのアプローチが適切か，また，薬物療法と心理社会的介入全体の中で，どのように取り入れられるべきか，様々な選択の仕方があるでしょう。なお，本書で紹介しているアプローチは主としてオリジナルには欧米で開発されたアプローチであり，それらを日本人向けにアプローチして取り入れているというものがほとんどであります。一方，今のような潮流ができつつある前には，独自のアプローチを試み，効果を示した日本人での認知リハビリテーションもいくつか報告されています。例えば，Nemoto ら（2009）は発散的思考に着目した認知リハビリテーションを，Matsui ら（2009）は社会的知識構造に着目し，例えば「スーパーマーケットで買い物をする」場面などにおける状況判断のトレーニングを行った効果を示しています。世界的に知られたアプローチばかりではなく，このような独自のアプローチを発展させたり，取り入れていく試みも意義があるかもしれません。

　これまでの認知機能改善療法の研究からメタ解析で示されたように，全体としては確かに介入によってポジティブな効果が見込めるということがわかってきています。しかしながら，他方，全体として，すなわち，効果というのはグループの平均としてよくなる可能性があるということを示しているにすぎず，実際の臨床現場では，個人個人の対象者ではいかなるかを見定めていくことが大切であると思われます。認知機能改善療法の効果がわかってきている今，多くの専門家たちも今後の新たな段階としては，個人に適したオーダーメイドの認知機能改善療法を取り入れていくことが大事と考えています。そのためには介入前のアセスメントが重要であり，アセスメントに応じたオーダーメイドの認知機能改善療法が実施されることがよいと思われます。罹病期間や治療経過と認知機能改善療法導入の適切な時期の検討もまた必要となるでしょう。治療効果を見極めるためには，評価尺度（認知機能検査，臨床症状評価，QOL 等）

の選択も大事です。また，ターゲットとする認知機能以外で影響を及ぼしうる治療関係，患者のモチベーションや自己効力感にも注意を払うべきといえます。実際に認知機能改善療法を現場で導入する場合，他の治療プログラムとの折り合いにも目を向けていく必要があります。さらに，導入することがもたらす経済コストの検討が進められると普及に直結すると思います。認知機能改善療法を行うためのスタッフの養成やスーパービジョンなども大事といえるでしょう。

　認知機能改善療法による効果は，直近では実際の認知機能検査等で評価することが多いのですが，個人個人の最終目標を考えると，認知機能改善療法の効果は日常生活上にも転移（般化といってもよい）し，社会生活を営む際にも良い方向に働くことが期待されるでしょう。よって，認知機能改善療法を行う際に，転移の促進についても考えていくべきことと思われます。転移とは「獲得した知識, スキル, 動機づけを, 新しい文脈において利用し得ること」（DeCorte, 2003）であります。また，転移は，転移の状況がもともと学習された状況と密接に関連している近転移から，転移の状況がもともと学習された状況と大きく異なる遠転移まで様々あります（Harvey et al., 2018, 表 1-4）。Kurtz（2010）は，この統合失調症の認知機能改善療法について図 1-2 のように示していますが，認知機能改善療法においては近転移のみならず，いかに遠転移をもたらすことができるかが実際の臨床に照らし合わせると大事になると思います。

　認知リハビリテーションでは，方法としてコンピューター・デバイスが利用されることも少なからずあります。特に，以前に比して昨今の時代の趨勢（すうせい）から

表 1-4　認知リハビリテーションの効力の水準 (Harvey et al., 2018)

水　準	用　語
訓練課題で遂行改善	訓練関連の反映 (a)
非訓練課題で認知遂行改善	近転移 (b)
認知が必要な機能課題での遂行改善	遠転移 (c)
日常機能の改善	環境的転移 (d)

(a) 訓練した課題で遂行成績が改善する。
(b) 訓練で直接扱われていないが，類似の認知機能検査で遂行成績が改善する。
(c) 運転シミュレーターや日常生活スキルに関連した遂行ベースの課題のような日常活動に直結する課題での遂行成績が改善する。
(d) 仕事，社会活動，セルフケア，運転などの機能が改善する。

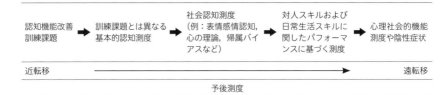

図 1-2　統合失調症の認知リハビリテーション研究での予後測度の体系 (Kurtz, 2010)
介入により近似の予後測度で，より大きな効果が推定される。

も利用されることが増えてきているかもしれません。用い方によっては，認知リハビリテーションでコンピューターを使用することについては議論が投げかけられてきています（Harvey et al., 2018）。メリット・デメリットについて，きっちり考えておくべき事項と思われます。前節で紹介した認知機能改善療法の白書が出された理由として，十分な治療を提供していないケースや，コンピューターに向かわせるのみで何らセラピストがタッチしないケースなど，認知機能改善療法とはいえないものがあるということを感じ取った専門家たちが警鐘を鳴らしたともいえるでしょう。認知機能改善療法（認知リハビリテーション）というからには，白書で示してある視点や要素がすべて含まれている必要があるという明白な提起であります。アプローチによっては，コンピューターを利用すること自体は問題ないと思われますが，セラピストがまったくタッチしないなど，白書で出されている4つのポイントが押さえられていない場合は，もはや認知機能改善療法（認知リハビリテーション）とはいえないということであります。

第2章

前頭葉・実行機能
プログラム
FEP

1節　FEP の概要

1.　開発の背景

　認知機能改善療法（Cognitive Remediation Therapy: CRT）は，主として統合失調症患者をはじめとする精神疾患の認知機能改善をねらいとした認知リハビリテーションです。2010 年にイタリアのフィレンツェで開催された国際統合失調症研究カンファレンスにおいて，認知機能改善療法は「認知過程（注意，記憶，実行機能，社会的認知ないしメタ認知）の持続と般化を伴う改善を目指す行動的トレーニングに基づいた介入」と定義されました。この中心的役割を果たしてきたのは，ロンドン精神医学研究所の臨床心理学教授 Til Wykes です。これまで認知機能や脳画像等の多くの臨床研究から，統合失調症における前頭葉機能低下や障害が指摘されてきました（Wykes & Reeder, 2005）。そのため，Wykes と Reeder（2005）は，統合失調症の認知機能改善療法においては前頭葉機能を中核に置き，そのための技法についてはオーストラリアの Delahunty と Morice（1993, 1996）が取り組んだ認知機能改善のためのプログ

表 2-1　前頭葉・実行機能プログラム（FEP）の全体構成

認知的柔軟性モジュール	8セッション
ワーキングメモリモジュール：パートＡ	8セッション
ワーキングメモリモジュール：パートＢ	8セッション
計画モジュール：パートＡ	12セッション
計画モジュール：パートＢ	8セッション

ラムに着目しました。さらに Wykes らは，この原プログラムを全般的に見直し，Delahunty らと共同で刷新したプログラム「前頭葉・実行機能プログラム（Frontal/Executive Program: FEP）」を開発しました（Delahunty et al., 2002）。本章では，この FEP の日本語版（Delahunty & Morice, 1993 ／松井ら［訳］, 2015）の概要を紹介します。この FEP は特に前頭葉・実行機能に着目した，認知的柔軟性（cognitive flexibility），ワーキングメモリ（working memory），および計画（planning）の 3 部構成からなる治療プログラムです（表 2-1）。

2．アプローチの特徴

　FEP は認知機能改善療法に関する 3 つの一般的な臨床の原則に基づいています。すなわち，①新しい効率的な情報処理方略の教示，②個別化された治療，および③日常生活上の改善をもたらすように支援すること，です。

　FEP の特徴のひとつは，課題解決場面における言語化です。患者はセッションを通して，課題内容や課題解決方略を簡潔かつ的確に言語化していくことが勧められています。言語化を通して，患者自身の思考と行動が一致することを意識化し，言語によって自らの行動を統制することが期待されています。自らの内的活動と外的活動を一致させることによって思考や行動の修正が可能となり，患者自身の自己統制の感覚を高めることが期待できます。セラピストの役割が明確化されていることも FEP の特徴のひとつです。セラピストには，FEP を通して種々の有効な情報処理方略を患者に教示することが求められています。

2節　方法

1．治療構造，使用道具，頻度・期間

　FEPの医療従事者用のマニュアルおよび必要な道具は市販されており，医療従事者は購入可能です（Delahunty & Morice, 1993／松井ら［訳］, 2015）。実際のトレーニング方法のデモンストレーションが日本語翻訳出版元のホームページ*より公開され視聴可能となっています。認知的柔軟性モジュールは8セッション，ワーキングメモリモジュールはAとBがあり各々8セッションずつ，計画モジュールもAとBがあり，Aは12セッション，Bは8セッションで総計44セッションからなり（表2-1参照），約1時間かけてマンツーマンでプログラムを実施するための，セッションごとの詳細な刺激材料が準備されています。基本的には紙と鉛筆（paper-and-pencil）を用いながら，個別に訓練を行うプログラムです。主な教材が紙と鉛筆であるため，患者は課題の解答を1つずつ紙に書き出すことが求められます。FEPではより的確な解答が求められるため，何度も書き直す作業を行うことができ，この作業を通して能動的かつ主体的に課題を解決し，治療を進めているという感覚を高めることができると考えられます。そして，この課題解決にいたる思考過程を紙に書き出して進めていくトレーニング方法が，認知機能の改善に効果をもたらすと考えられています。

　オリジナルのマニュアルでは，少なくとも週に3回実施されることが好ましいとされています。課題内容はセッションが進むにつれて複雑になるように作成されているので，実臨床場面においては，個々の患者のレベルに合わせてセッション数や頻度をオーダーメイドで行うことも可能とされています。治療は，足場づくりや誤りなし学習といった様々なトレーニング技法を用いて行われます。

　さらに，最近では，このFEPをグループ・アプローチで実施する方法に発展させた報告もあります（Tan et al., 2016）。やり方は基本的にマンツーマン・アプローチと同じ方法で可能とされています。

---

*　http://shinkoh-igaku.jp/cgi-bin/order_inspection/fep/ordermail.cgi（2020年現在）

2. 内容・認知領域

　FEP に含まれている３つのモジュールは，仮定された前頭葉／前頭前野の認知機能プロセス，すなわち前頭葉／前頭前野神経系を直接刺激することを目指しています。課題は，一連の機能様式によって，そのような認知機能プロセスに基づく反応を繰り返し行うことを目指します。各モジュールに関わるモダリティは，注意，視知覚，視空間，言語，概念，運動および巧緻運動です。

　前頭葉ないし前頭前野の神経系を繰り返し働かせるために，以下の注意と認知プロセスを含む課題を行うことになります。

①認知的柔軟性モジュール　　　1. セットの維持ないし監視
　　　　　　　　　　　　　　　2. セットの転換

②ワーキングメモリモジュール　1. セットの維持
　　　　　　　　　　　　　　　2. セットの転換
　　　　　　　　　　　　　　　3. 多重課題
　　　　　　　　　　　　　　　4. 連続性
　　　　　　　　　　　　　　　5. ワーキングメモリ

③計画モジュール　　　　　　　1. 上記②の１〜５
　　　　　　　　　　　　　　　2. 目標志向性の行動
　　　　　　　　　　　　　　　3. 情報の組織化
　　　　　　　　　　　　　　　4. 応用的推論
　　　　　　　　　　　　　　　5. 方略形成
　　　　　　　　　　　　　　　6. 下位目的形成
　　　　　　　　　　　　　　　7. 行動の自己順序づけ
　　　　　　　　　　　　　　　8. 方略の実行

　以下で，詳しく説明していきます。

(1) 認知的柔軟性モジュール

　認知的柔軟性モジュールには８つのセッションが用意されています。認知的柔軟性モジュールの各セッションは患者の注意と認知の柔軟性を高めることを目的としており，ルールの維持と転換，あるいは２つのルール間の切り替えに焦点を当てた課題から構成されています。表2-2に示したように，このモジュー

表 2-2　認知的柔軟性モジュール課題例

セクション	課　題
眼球運動	線分二等分，無限大記号 など
視覚	重なり合う図形，図と地の絵，錯視，拾い上げる など
概念	ストループの材料，奇数と偶数，トークンの分類・塔，数字の転換，トランプとコインの分類，文字と形の操作 など
運動	指でタッピング，手の裏返し，掌の持ち上げ，手の開閉 など

ルの課題は眼球運動，視覚，概念，巧緻運動などの情報プロセスにとって仮説上必要と考えられる神経システムを働かせるために提示されており，セットの転換と維持の2つのプロセスの練習に焦点を当てています。

　以下，セクションごとに，主な課題について説明します。

▶眼球運動セクション　眼球運動のセクションは2つの主な課題（「線分二等分」と「無限大記号」）からなります。これらの課題は，ある種の決定または判断をするために使われる視覚野からの情報によって，すべての可能な方向に眼を動かすことを試みることにより，眼球運動システムと前頭眼野を働かせ刺激するために用いられます。「線分二等分」課題（図2-1）は，患者が左右の視野の間，あるいは上下の視野の間で視覚注意を組織立てて空間的に分布させるために用いられます。セッションでは両方のタイプの目の動きに対応した一連の直線刺激が提示されます。「無限大記号」課題（図2-2）は，患者に4方向，左・右・上・下，の角度をつけて眼を動かすために用いられます。無限大記号を一方の手で描かせることは，特に大脳

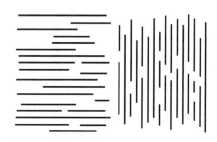

図 2-1　線分二等分 （Delahunty & Morice, 1993 ／松井ら［訳］，2015）

「それぞれの線の真ん中に縦線を一本引いて，印をつけてください」

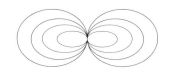

図 2-2　無限大記号 （Delahunty & Morice, 1993 ／松井ら［訳］，2015）

半球の片側を選択的にターゲットとし，一般的には患者がそれぞれの線描を完成させるときに目で8の字の動きをすることを確実にします。両手を使って線描を行わせることは，視野の様々な地点からの線描間での複合的な速い左右の目の動きの転換を促進します。

▶視覚セクション　視覚のセクションには「重なり合う図形」「図と地の絵」「錯視」などの課題があります。「重なり合う図形」課題は，前頭葉損傷の患者が埋め込み図形課題や全体の情報において困難さを示すという報告により取り入れられています。Stuss と Benson（1986）は前頭葉損傷の患者は視覚情報の要素の分析と結合に困難さがあることを示しています。「図と地の絵」課題（図2-3）では，セラピストは心に浮かぶ像が転換していることを確かめるために，それぞれの絵の2つの見え方について質問をします。「錯視」課題では，例えば，用意された不可能な視覚の絵（不可能物体）を提示後（図2-4），患者は，イメージを比較し，どちらがありえないかを判断するために，イメージの間での切り

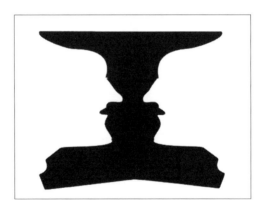

図 2-3　図と地の絵（Delahunty & Morice, 1993 ／松井ら［訳］，2015）

患者に何が見えるかをたずねる。1つの見え方だけ（例えば花瓶または顔）しか述べられない場合は，他に何が見えるかたずねる。2つ目の見え方が出てこない人に対しては，その2つ目の見え方を説明する。両方の見え方がわかってから，患者に絵の異なる特徴を交互に指差すように指示する。その結果，患者は2つの見え方の間で知覚のセットを変えなければならなくなる。患者が見え方を切り替えていることを確かめるために，次のような質問をする：

　　　− 2つの鼻を指差してください。
　　　−花瓶の底を指差してください。
　　　− 2つの眉毛はどこにあるか指差してください。
　　　−花瓶の一番上を指差してください。
　　　− 2つの顎を私に示してください。

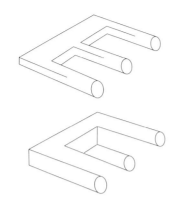

図 2-4 視覚による錯覚 (Delahunty & Morice, 1993 ／松井ら[訳], 2015)

「現実にありえないのはどちらの図かを答え，何がおかしいのかを説明してください」

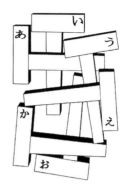

図 2-5 拾い上げる (Delahunty & Morice, 1993 ／松井ら[訳], 2015)

「いつも一番上のものを拾い上げなくてはならないとしたら，どの順番で T 字様定規を拾い上げますか？ その順番で色を変えて T 字様定規を塗りつぶしてください」

替えが求められます。この課題は2つのイメージの比較と推論を必要とします。

「拾い上げる」の課題では，まず，お互いに重なり合ったたくさんの物体（図2-5，T 字様定規）が見えるかどうかを尋ねます。課題は，どの T 字様定規が一番上で，上にあるものから順に取っていくとすると，どんな順番で T 字様定規を取ることができるのかを決めることである旨を伝え，順番に色鉛筆で，色を変えながら塗っていってもらいます。ワーキングメモリ能力の障害を補うため，各 T 字様定規に色を付けて図形を順番に確認していくことで，課題を通して作業することができるようにします。

▶**概念セクション** 概念のセクションには，ストループ課題（「ストループの材料」「奇数と偶数」），数字の課題（「2桁3桁4桁」「数字の転換」），数字・文字・形の操作（「数字の操作」「文字の操作」「形の操作」），トークン課題（「トークンの分類」「トークンの塔」），カードとコインの分類（「トランプとコインの分類」）などの課題があります。

ストループ課題とは，「ストループの材料」課題（Sohlberg & Mateer, 1986）と「奇数と偶数」課題のことで，《セットの転換》に加えて《セットの維持》の練習のために使われます。「ストループの材料」課題には，①奇数と

偶数，②大－小，③上・中・下（図2-6），④文字の太さ（太い－細い），⑤足し算・引き算のいずれかの課題があります。安定したセットを作り出すことやそれを保持することに困難がある患者では，この課題のいずれかを含めるとよいと考えられます。《セットの喪失》は，患者がセットの切り替えをしたり，ある程度の期間，セットを維持しようとしているときに，最もよく起きやすいといえます。「ストループの材料」課題が行われているとき，セラピストがすべきことは以下です。①患者がすべての刺激に心を向けるようにする，②もし必要ならば反応すべき刺激を示す，③患者に今のセットを確認するようたびたび指示する，④目を走査／処理する速さが適切になるように患者のペースを調整する，⑤最初は声に出して，次いで心の中で唱えるようにして課題を行うことを奨励する，⑥セット以外のことで注意がそれないようにする（例：今する

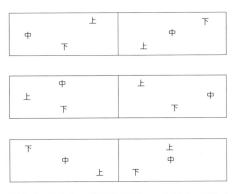

図 2-6　ストループ課題（Delahunty & Morice, 1993 ／
松井ら［訳］, 2015）

6	54	62	7	40	98	53	16	49	47	88	92	23	89
11	27	1	21	7	76	40	22	12	35	98	99	96	17
83	18	29	65	37	68	83	37	67	31	24	42	26	23
47	73	9	38	69	41	96	97	4	25	43	38	98	96
32	96	56	55	8	42	70	98	85	3	54	41	70	26
19	4	89	9	86	97	39	43	84	3	94	19	83	98
88	29	56	9	75	41	10	69	43	99	1	85	35	70
33	46	36	20	55	10	66	11	18	86	89	28	55	77
39	89	23	57	35	87	52	80	29	12	25	58	18	80
66	37	14	34	19	24	17	87	64	30	13	78	47	2
10	15	88	63	85	40	39	23	28	16	27	14	34	31

図 2-7　奇数と偶数（Delahunty & Morice, 1993 ／
松井ら［訳］, 2015）

べきことは何かを患者にたずね，注意がそれたときに患者の注意を再び課題に戻す）。「奇数と偶数」転換課題（図2-7）を例にとると，患者は数列の中から，奇数か偶数のいずれかを抹消することを求められます。患者ははじめ1つのルール（例：奇数の抹消）を記憶しなければならず，その後ルールが変更になった場合もう1つのルール（例：偶数の抹消）に切り替えなければなりません。ルールの維持や転換の質を確実にするために，このモジュールを通じてセラピストと患者が用いる最も重要な方略は，声に出して適切なペースで行う言語化です。このことを通して患者は自らの思考と行動を結びつけることを練習していきます。なお，前頭葉損傷は，制御と動機の障害の代表的な原因であることが知られています。

　数字の課題というのは「2桁3桁4桁」課題と「数字の転換」課題のことをさします。2つの課題はまったく異なる種類のものです。「2桁3桁4桁」課題では，2桁，3桁，4桁の数字をあげることが求められます。この課題は情報検索の生産性と柔軟性の両方をねらったものです。生産性ということでは，どの数字も二度続けて書くことはできないので，斬新さが絶えず要求されます。柔軟性ということでは，各数字とそれに続く数字を構成する0〜9の数字もまた，常に変えることが必要になります。

　「数字の転換」課題（図2-8）はBrennerの認知分化プログラム（Brenner et al., 1988）に由来しています。この課題は，異なる数字の間の切り替えと細部への注意を必要とし，また，患者にとっては情報を処理するスピードの制御を練習するためのもう1つの良い課題となります。保続を起こしやすい患者においては，行動の固定化が起こるかもしれません。もし患者が自分自身で保続を正さない場合は，焦点的あるいは持続的な注

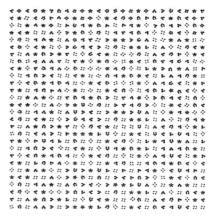

図2-8　数字の転換（Delahunty & Morice, 1993 ／松井ら［訳］, 2015）

「点の数を読み上げてください。休むのは列の最後のみで，読むときにゆっくりした一定の速さを維持してください」

意の問題と同様に，セラピストがそれを制止する必要があります。

　数字・文字・形の操作としては，「数字の操作」「文字の操作」「形の操作」課題があり，数字ないしは文字ないしは形刺激いずれかを用いた3つの水準の課題です。最初の水準では情報セットの簡単な反転を求め（例：「えこ」を逆順で書く），2つ目の水準では単純な《セットの維持》（例：「なけなけなけ」と連続して2文字を書く）と《セットの転換》（例：切り替えて逆順で書き，再び戻すということを3〜4回繰り返す）を練習します。3つ目の水準では，秩序立ったルールに則って入れ替え，練習します。

　トークン課題には，トークンを操作することが求められる2種類の課題「トークンの分類」と「トークンの塔」があります。患者は色，形，大きさ，数の概念の間の切り替えを要求されます。

　カードとコインの分類の「トランプとコインの分類」は，認知的柔軟性モジュールの終盤に提示されます。ねらいは，似た概念（例：色，形，大きさ，数）の間の切り替えの練習を，トランプとコインというこれまでの練習で行ってきた材料とは異なった材料を用いて行うことです。なお，トランプは，上・下・左・右のような位置に関連する概念の間の切り替え練習のために使うこともできます。

▶**運動セクション**　手の運動のセクションでは，比較的初歩的な手と巧緻運動の練習が提示されます。認知的柔軟性モジュールの手の運動課題の主なねらいは，前頭前野のこのことに関わる領域とそこから投射される神経回路に焦点を当てることに加え，患者に以下のプロセスの練習に集中してもらうことです。

①言語による出力と運動動作とを結びつける（すなわち，言語による動作の制御，例えば，握る／開く課題の間，「開く」「握る」と言う）
②持続時間を延ばすため，一定の適切な速さで一連の動作を維持する
③指と手の両方の制御と器用さを改善する

(2) ワーキングメモリモジュール

　ワーキングメモリモジュールは様々な情報セットを扱えるようになることが目標であり，認知的柔軟性モジュールと同様に，一連の前頭葉機能の活性化がターゲットとなります。課題は注意，順序，多重課題，ワーキングメモリに焦

点を当てており，2つ以上の情報セットを同時に維持すること，情報セットを転換すること，保持した情報セットを操作すること，情報を遅延再生することが求められます。表2-3に課題例を網羅してあります。また，具体的な課題例をいくつか示します（図2-9〜図2-14）。

表2-3　ワーキングメモリモジュール課題例

認知プロセス	課　題
同時のセット維持	多重視覚探索，記号の模写
系列セット維持	配列の探索，Cの操作，視覚の部分−全体分析（PW），VKスパン，トークンの配列
変換	裏返しと回転，垂直−斜め−水平，視覚の変換，視覚の回転
遅延再生	視覚遅延再生，言語遅延再生，言語の操作，理解

```
1.  ば  ま  ぶ  ち   2.  ど     ふ     3.  ん  は  ば
              か  う              ち        お
    く  お         ぐ ふ  く          ず
    と

4.  さ  ち  ん   5. さ  ど  す     6.  ち        ん
    あ ぶ ん              ぐ        ふ さ  ば
    か     お           ふ           お
                        か
```

図2-9　多重視覚探索（文字探索）(Delahunty & Morice, 1993／松井ら［訳］, 2015)
「『お』と『か』のそれぞれの文字の上に線を一本引いてください」

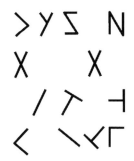

図2-10　記号の模写 (Delahunty & Morice, 1993／松井ら［訳］, 2015)

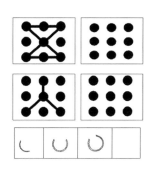

図2-11　視覚の部分−全体分析 (Delahunty & Morice, 1993／松井ら［訳］, 2015)

上段・中段図「左側の図を隣の枠に模写してください」
下段図「一連の流れを完成させる図を描いてください」

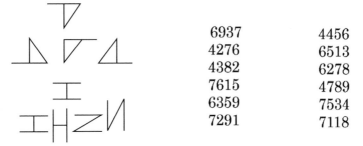

図 2-12 視覚の変換 (Delahunty & Morice, 1993 ／松井ら[訳]，2015)

上図「どの図が下向きに裏返ったものですか」
下図「どの図が時計回りに 90 度回転したものですか」

図 2-13　数の配列 (Delahunty & Morice, 1993 ／松井ら[訳]，2015)

「小さいものから大きいものへと数字を正しい順番に書き直してください」

---

1. 2つのレースのスカーフは美しく作られていました。

Q：何が美しく作られていましたか？

2. イチローはカーネーションを買い，はるかはスイートピーを買いました。

Q：イチローは何を買いましたか？
Q：はるかは何を買いましたか？

図 2-14　理解 (Delahunty & Morice, 1993 ／松井ら[訳]，2015)

「文章を聞いて質問に答えてください」

　ワーキングメモリは情報セットの保持や操作あるいはそのいずれかの能力として定義されています。統合失調症では，ワーキングメモリの障害が記憶そのものよりもむしろ記憶機能の統制過程の障害を反映すると考えられています。したがって，そのような記憶機能にとって重要と考えられる遂行プロセスに焦点が当てられ，ワーキングメモリ課題の4つの主となるタイプ，同時のセットの維持，系列セットの維持，変換，および遅延再生が含められています。

　認知的柔軟性モジュールで行った1つのセットの維持（例えば奇数）または1つのセットからもう一方のセットへの転換（例：「奇数と偶数」，図 2-15，図 2-16）について，ワーキングメモリモジュール A での目的は患者が2つから5つの情報セットを扱うことになります。すなわち，それぞれの患者は2つ以上のセットを同時に維持すること（例：「多重視覚探索」，図 2-17）や，多くのセッ

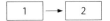

図 2-15　セットの転換 − 1 つのセットから
　　　　 もう一方へ

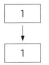

図 2-16　セットの維持 − 1 つのセットを
　　　　 始めから終わりまで保つ

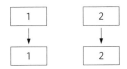

図 2-17　同時のセットの維持

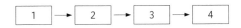

図 2-18　連続したセットの転換

ト間での転換（図 2-18）を学習することになります。このようなセットに順序
が要求される場合，系列とよばれる能力が働き，系列はより高次の転換プロセ
スを含んでいると考えられます。4 つまでの情報セットの操作を必要とする単
純な「配列」課題が，ワーキングメモリモジュール A の中で提供されています。
　「変換」と「遅延再生」課題はワーキングメモリモジュール A に含まれてい
るワーキングメモリ課題の他の 2 つの主なタイプです。空間の見当識障害と遅
延再生課題の遂行の障害は，人間（Freedman & Oscar-Berman, 1986）や人
間以外の動物（Goldman-Rakic, 1987）の前頭葉傷害に伴うと報告されてきま
した。実際に，これらの課題は "覚えていることを思い出す" という展望記憶
の概念に関係してきます。「変換」というのは，奇数から偶数への場合のよう
なもう 1 つの完全に異なるセットへの転換というよりも，保持された情報セッ

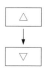

図 2-19　変換−保持されたセットの操作

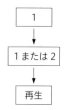

図 2-20　遅延再生

トの転換または操作（図 2-19）に関係しています。視覚と言語に関する変換の例として，図を視覚的に回転させること，動詞の時制を過去，現在，未来の間で変えることがあげられます。「遅延再生」課題は，課題を完成させる前に情報セットを比較ないしは追加する情報を待つ間ずっと保持することです（図 2-20）。患者は関連情報を保持し，必要な決定と反応を示す前に，次の情報と比較することになります。

　ワーキングメモリモジュール B では，計画モジュールを始める前にワーキングメモリモジュール A の課題を補うことが意図されています。モジュール A のトレーニング課題は情報セットの管理とセットの操作能力に焦点が当てられています。2〜4 セットというセットの長さは主に，より障害のある患者に合わせて用意されていますが，多くの課題は 5〜7 セットを用いて提供することができます。高い機能水準の患者に，より難しい課題を提供するために，モジュール B の課題ではそれぞれの患者に適切な難易度で練習を続けられるようにすることができます。

(3) 計画モジュール

　計画モジュールは A と B の 2 つのパートで構成されています。計画モジュール A では，注意，情報の組織化，推論，抽象概念，方略形成，順序づけ，ワー

キングメモリ，モダリティ相互のあるいはモダリティ内の多重課題のプロセスが対象となっています。このモジュールでは，目標を達成するために心の中で維持したり変換したりする情報量が増えていくようになっています。モジュールAのセッションでは患者が効率のよい行動を計画できるように援助します。そのために，情報の組織化のプロセス（すなわちそれぞれの部分に関連したプロセス），下位目的形成，目的志向性の方略と多重課題に特に重きが置かれています。

　モジュールBでは，患者が長時間にわたり行動を計画し，複数の課題に直面したときに優先順位をつけることが求められます。したがって，目的志向型情報セット形成と操作の練習に焦点が当てられています。ここではワーキングメモリモジュールに引き続いて行動の自己順序づけがターゲットになり，患者は今まで練習してきた種々の効果的な方略を応用し，課題の解決にあたることが要求されます。計画が立てられた後は，患者が自ら選択した方略を着実に遂行することが重要です。

　計画モジュールの具体的な課題として，「抽象」「重なり合う図形」「視覚の部分全体－分析（PW）」「多重視覚探索」「カテゴリー」「視覚的ないし言語的推論」「言語的連合」「視覚的推論」「変換」「言語の操作」「理解」などがあります。図 2-21 ～図 2-23 に計画モジュールのいくつかを示します。また，図 2-24 に計画モジュールの1セッション分の課題プログラムの例を示します。

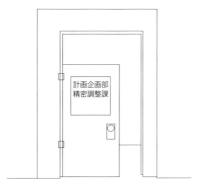

お父さん	赤ちゃん	お母さん
	あ．父親	
	い．建築士	
	う．妹	
	え．店長	

助ける	働く	遊ぶ
	あ．ケーキ	
	い．新居	
	う．歌う	
	え．歩く	

図 2-21　抽象（Delahunty & Morice, 1993 ／松井ら［訳］，2015）

「絵について説明してください」

図 2-22　言語的連合（Delahunty & Morice, 1993 ／松井ら［訳］，2015）

「四角の中の3つの言葉に最も近い関係があるものをあ～えのうちより2つ選んでください」

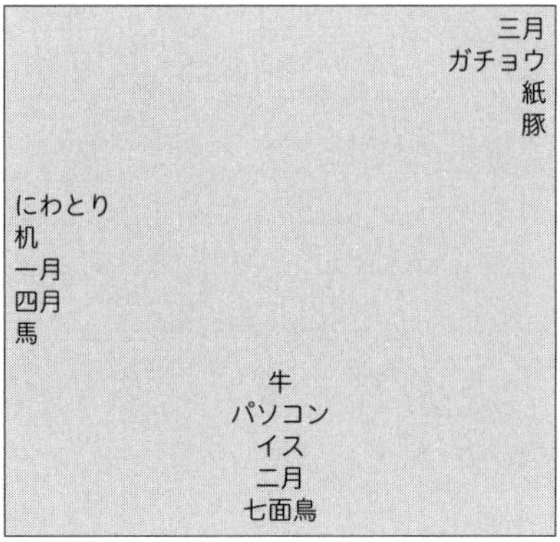

図 2-23　カテゴリー（Delahunty & Morice, 1993 ／松井ら［訳］, 2015）

セッション 2

	目標時間	かかった時間
1. セッション計画時間	———	———
達成すべき課題：		
2. 抽象	———	———
3. 視覚探索	———	———
4. 視覚探索ないし発声課題	———	———
5. 文字の並べ替え	———	———
6. 地図 2	———	———
7. 言語の操作	———	———
8. パターン	———	———
9. 記号の推論	———	———
10. 言語的配列	———	———
11. 急須でお茶を入れる	———	———

追加ルール
覚えるためにかかった時間を記録する：
　a）質問に答えるより前に地図 2 にかかった時間

図 2-24　計画モジュールの 1 セッションの例（課題時間記録表）
（Delahunty & Morice, 1993 ／松井ら［訳］, 2015）

3. 使用される技法

　FEP のセラピストは，統合失調症患者の認知能力を改善することが示されてきた様々なトレーニング技法を使用します。それには誤りなし学習や足場づくり，集中学習や正の強化などが含まれます。これらの技法を用いて，実行機能や記憶といったターゲットとする機能に関した課題を成し遂げられるようにすることが目的であり，患者がこれらの領域における障害を補えるように，確立された情報処理方略の使用を学習することを手助けすることになります。

(1) 誤りなし学習と足場づくり

　誤りなし学習は Baddeley と Wilson（1994）によって，潜在記憶は維持されているものの顕在記憶が重篤に障害されている記憶障害患者のために開発されました。このような障害パターンは，統合失調症患者でも認められることがあります。誤りなし学習は，正しくない反応の機会を減らすように課題提示することにより，正しくない反応と正しい反応を覚えておくことが苦手な患者の混乱を避けるので，効果的とされています。

　足場づくりは，学習される課題の複雑さを調整することにより，学習者にとって最大限の成功を確実にし，失敗を最小限にする方法です。学習者は，確実にできることからしていく一方で，新しいことも少しずつできるように課題提示されます。実際には，誤りなし学習と足場づくりを用いることで，うまくできることが多く，かつ失敗の可能性が最小限になるようにしていきます。そのために，下記のことが実際になされます。

・参加者の能力の範囲内のレベルに課題を簡素化する。
・当て推量を促すよりも，参加者がすぐに正解や適切な回答にたどりつけることを保証する指示的な質問を使用する。
・参加者が処理しやすい早さで課題を始めることを保証する。
・参加者が障害を十分補える情報処理方略の使用を保証する。
・参加者が課題に向き合いやすくするために，ひとつひとつの課題の情報量を減らす。
・参加者が集中力を切らさないように適宜休息を入れながら行う。
・参加者が課題にまごつきはじめたら，そのままにせずに，できるだけ早めに援

助をする。

(2) 集中学習

　FEP 内の各モジュールは，全般的にモジュールの各セッションで繰り返される一連の課題で構成されています。セッションは個人個人に合わせて調整することができますが，一般的にいくつかのセッションから課題を省略する可能性もあり，セラピストは課題がほとんどのセッション内で繰り返されていることを確認する必要があります。この課題特徴からいうと，セッションは少なくとも週に2回（好ましくは3日以上）実施されるとよりスムーズに運ぶと思われます。課題とスキルが集中学習の対象であり，集中学習は以下の点で有用といえます。

　　・参加者は数日以上前から課題や方略を再生する必要がないため，これまでの経験からの学習が可能。
　　・参加者が自分自身のパフォーマンスをモニターしたり，改善に気づきやすい。
　　・良好な参加者－セラピスト関係の維持。

(3) 正の強化

　FEP は参加者にとって最大限の成功を確実にするようにデザインされています。成功が目的の行動を促進し，治療関係を維持し，FEP を受けることが参加者にとって肯定的な経験であることを保証するために，セラピストはわかりやすく頻繁にできたことに対してほめることが大事です。セラピストは，改善の具体的な証拠をあげるために，以前のセッションの記録を参照することが役に立ちます。例えば，認知的柔軟性モジュールの「無限大記号」課題（図2-2 [p.23] 参照）において，前のセッションの線描を保管し，後のセッションのものと比較するために利用することができます。

(4) 情報処理方略

　セラピストの目標は，FEP を通して様々な情報処理方略を教授することであり，課題の要件と自らの長所と短所に応じて自発的にそれらを採用するよう

に参加者を促すことが大事です。方略は参加者によって徐々に独自の方法で使用されるようになります。以下に，その概略をまとめます。

①方略は当初セラピストによって説明される。
②参加者によって模倣される（必要があれば，セラピストからの援助や促しがある）。
③セラピストからの促しの後に，参加者によって利用される。
④最終的に参加者自らが情報を組織化し，セラピストからの促しなしで課題を完成するための方略を使用することで参加者に内在化される。

目標は，すべての参加者が達成できるものではありませんが，一部の参加者にとっては，FEP 全体を通して課題を完成するための方略を使用する促しや使用する最も適当なものに関する話し合いが必要かもしれません。その際の効果的な情報処理方略として，以下のものがあります。

▶**進行中の課題に関連した手がかり，プロンプト，方略に関する言語化**　言語化されたプロンプトは，しばしば反復的に用いられ，治療が進行するにつれて徐々に独立した方法となります。以下のステップによります。

・セラピストが言語化を示す。
・参加者はセラピストからのプロンプトによって，言語化する。
・参加者はセラピストからのプロンプトなしで，言語化する。
・参加者は，セラピストからのプロンプトに伴ってあるいはプロンプトなしで声に出さずに自分の心の中で言語化する。

例えば，「奇数と偶数」課題（図 2-7 [p.26] 参照）において，セラピストは参加者が偶数か奇数を抹消しているかどうかを繰り返し言語化することを励まします。その目的は，最終的に参加者が課題を実行する一方で，参加者自らの心の中でプロンプトなしに，「偶数」か「奇数」のどちらかを繰り返すことです。

▶**情報減少**　参加者はたくさんの情報が含まれる課題に向かうとき，刺激の一部

を覆うことによって過負荷を軽減することができます。例えば，認知的柔軟性モジュールのセッション 1 の「数字の転換」課題（図 2-8 [p.27] 参照）では，参加者のために 1 行目のほとんどが覆われるかもしれません。この量は，モジュールの進行につれて徐々に増加するかもしれません。

▶ **課題をより小さなステップに分解すること**　複雑な課題，あるいは参加者が圧倒されたり混乱したりする際に，課題は構成部分に応じて分解することができます。こうすると，参加者は課題の一部のみを達成できたり，一度に 1 つのステップを達成できたりします。

▶ **課題の簡素化**　課題の教示は，参加者に適したレベルでなされます。例えば「VKスパン」課題では，記憶すべき連続する短い情報をただ示すだけのことがあります。他方，課題を短くしたり，ステップに分解したり，言語化や記述メモを含めたり，方略使用を促すことでわかりやすくすることもできます。例えば，「拾い上げる」課題（図 2-5 [p.25] 参照）では，参加者が心の中で「拾い上げる」ときに，各アイテムに色を塗ることを勧めることでレベルをやさしくすることができます。

▶ **メモの提供**　課題の教示にいつも注意を向けていられるようにするため（例：「多重視覚探索」課題 [図 2-9 [p.29] 参照] の各行には，探索される文字が表示されている）や，現在の課題の箇所をモニターするため（例：「視覚探索」課題における数えられたアイテムの記入数が維持されている）や，すでに使用されている情報を抹消するため（例：「数列」課題では，それぞれの数が新しいリストに含まれている場合には元のリストから削除される可能性がある）に用いることができます。

▶ **チャンキング**　記憶される情報は，処理可能なチャンクに分割されていれば，より容易に入力することができます。例えば，「トークンの配列」課題で 6 列の形が記憶される場合には，3 列の 2 つのチャンクに分割します。

▶ **リハーサル**　情報が繰り返されると，より容易に記憶できます。

▶ **記憶方略の使用**　記憶方略は新しい材料を記憶する際に役立ちます。例えば，「VK スパン」課題）では，配列を覚えるためにパターンを用いることや覚えるべき情報からストーリーを作ることなどがあげられます。

▶**カテゴリー化** 覚えるべき情報をカテゴリー化することは記憶を促進します。例えば，「カテゴリー」課題（図 2-23 [p.34] 参照）では，ランダムに提示された単語のリストを，4 つ足動物，鳥，月，勉強使用物などのカテゴリーにまとめることができます。

▶**組織化** 与えられた情報を体系化することにより情報をより扱いやすくし，記憶を手助けします。情報を順序づけたり，課題を再構築するなどといった方略も含むかもしれません。

▶**計画** たいていの課題を行う前に，効率よく行われるよう，多くの方略や計画を考えることを求められます。その後，計画を評価し，選択した計画を実施し，その成功をモニターすることを求められます。

　以上が方略に関する完全なリストということではなく，セラピストはそれぞれの参加者のために役立つ特定の技法を創造的に準備する必要があります。例えば，ある特定の混乱し多弁な参加者に対しては，セラピストは各課題に制限時間を与え，進行中の課題に参加者が集中することを援助するため，割り当てられた時間の終わりにブザーが鳴るタイマーを使ってモニターします。

　情報処理スキルの教授は，治療を通して最も重要なことといえます。セラピストはプログラムを通して次の 2 つのガイドラインを念頭に置くといいでしょう。

1. FEP のすべてのトレーニング課題は，他のスキルも必要としながらもターゲットスキル（注意，実行機能あるいは記憶機能）に向けられている。ターゲットスキルは，特に統合失調症患者で障害されており，機能的転帰と関連している。例えば，「奇数と偶数」課題（図 2-7 [p.26] 参照）では，参加者は偶数か奇数かのいずれかを抹消することを求められ，強調点は参加者がどの数字が奇数でどれが偶数かを見極めることよりも，セットを転換し維持することにある。ターゲットスキルの練習を妨げるこの問題を回避するには，セラピストが参加者にリマインダーとしてページの上部に奇数と偶数番号のリストを書き込むことができる。

2. 課題が組織化され，十分にコントロールされた方法で実施されることが大事である。そうすると，ターゲットスキルが強調され，情報処理技法（計画の利用や自己教示などのような）が利用されるようになる。

これらの目的を達成するために，セラピストは個人のレベルに合わせて個々の課題やセッション全体を調整し，一貫性のある成功を達成できるように，参加者を支援していく必要があります。

(5) FEP の適用

　FEP における個々の課題は，上述の方法または，治療の方針に合わせたその他の方略を用いることによって，それぞれの参加者の強みと弱みに応じて合わせることができます。さらに，セッションは以下のことができるように調整可能となっています。

- ・セッションは，遂行するまでの時間，続けられる（例えば，治療の初期において，多くの人は遂行するまでに1時間30分かかるかもしれない）。しかし，セッションの最適な長さは1時間である。プログラムがうまく進んでいる参加者でも，精神状態によって，時にはセッションをより短くする必要があるかもしれない。
- ・セッションは，課題の難しさのレベルとの関係でバランス調整をすることができる。そのため，一方の参加者の能力を引き伸ばすのに対して，他方の参加者にとっては容易なこともある。このことは，動機づけを維持する助けとなるだろう。
- ・セッションには，様々な課題と能力の要因が含まれており，1つ2つの課題を完璧にこなすことよりもむしろ，多くの課題を試みることが重要である。

4．セラピストの条件

　統合失調症患者に FEP を実施するためのセラピストの条件として，①メンタルヘルス業務に携わる経験を有し，特に統合失調症患者を対象とした経験があること，②自身の臨床実践の指針となる理論的モデルを利用できること，③認知機能（実行機能や注意，記憶）に関する心理学的モデルについて学習し，理解すること，④機能水準の低い患者や症状の重い患者とでも一対一で向き合うことができること，加えて，臨床心理学の専門家や経験あるメンタルヘルスの専門家から臨床的なスーパーバイズを適宜受けることが好ましいといった必要条件があげられています。

　セラピストの重要な役割は，課題のポイントを示し，患者が自らの長所と短

所に合わせて方略を使用するように促していくことです。患者は自分に適した
方略を選択することが望ましく，以下のようないくつかのステップが考えられ
ています。

①はじめにセラピストが使用する方略について説明する（例：「奇数」と言語化
　　しながら奇数を抹消する）。
②患者はセラピストとともに使用する方略を練習する（必要があれば，セラピ
　　ストからの援助や促しがある）。
③患者は1人で意識的に方略を使用する。
④最終的に患者自身で方略を整理し，セラピストからの援助や促しなしで課題
　　を完成させることで方略が患者に内在化されると考えられる。

5. 適用対象者

　FEP を用いた認知リハビリテーションは，もともとは，多くの場合，以下
の基準を満たす慢性の統合失調症患者が利用できるように行われてきました。

1. 少なくとも2年以上前に診断が下されている。
2. 適度な知能レベル（FSIQ > 75）がある。
3. 認知障害が立証されている。
4. いくらかの学習能力を示す証拠がある。
5. 進行性の神経学的疾患がない。
6. 急性期とは対照的に，比較的症状が安定している。
7. 安定かつ十分な薬物治療が行われている。
8. 患者が進んでプログラムに参加する。
9. 重度のアルコールや薬物依存がない。
10. 1か月以内に電気けいれん療法が行われていない。

　前頭葉・実行機能プログラムモジュールの1つまたはそれ以上を用いるト
レーニングのための患者の選定は，以下の領域における認知障害の存在を立証
する神経心理アセスメントの結果に基づいて行われてきました。

1. セットの柔軟性／ 2. セットの維持／ 3. データの組織化／

4．方略の使用／5．抽象化／6．細部への注意／7．推論／8．順序／
　　9．ワーキングメモリ／10．計画／11．視覚学習／12．言語学習

　今日では，実際には対象は統合失調症を含めた前頭葉機能に何らかの機能不全がある者であり，発達障害，学習障害，ADHD，健忘症，認知症，物質関連障害，気分障害，衝動統制障害，脳外傷，脳卒中，脳腫瘍，てんかん，犯罪者など様々な精神神経疾患や高次脳機能障害の方にも適用可能です。さらに，認知機能の向上や低下予防を目的として，健常成人や児童，高齢者などに対象を広げることも検討されています。

3節　効果について

1．欧米での報告とわが国での取り組みと現状

　FEP の統合失調症患者への有効性に関しては無作為統制試験（RCT）によって確認されており（Wykes et al., 1999; Wykes et al., 2003; Wykes et al., 2007a; Wykes et al., 2007b; Penades et al., 2006; Tan et al., 2016; Puig et al., 2014），日本語版の有効性についてもいくつかの効果研究によって示されています（大宮ら，2014; Omiya et al., 2016; Miyajima et al., 2018）。

2．神経心理学的アセスメントの役割

　全体的な知的機能だけでなく実行機能，記憶，注意といった神経心理学的アセスメントは，患者の強みと弱みを見定めて治療することや，介入後の認知の変化をチェックすることに役立ちます。神経心理学的アセスメントは，なぜ介入が役立つのかということを患者や参加者と話すときに理論的根拠を提供する際にも役立ちます。広範囲の機能をカバーする神経心理学的テストによるアセスメントが，まずは利用可能なことが多いでしょう。さらに，介入によってターゲットとされる主要領域を含むテストや，2回以上行っても練習効果が起こらないようなテストがあるとより良いと思われます。妥当性の高い神経心理学的

課題には，社会機能，症状，自己肯定感などのテストも含まれていると好ましいといえます。なお，実臨床場面においては，効果研究を行う場合も，ふさわしい精神保健の専門家（訓練を受けた公認心理師等）が適切にテストを行うことが重要といえます。

第 3 章

代償的認知トレーニング

CCT

1 節　CCT の理論と概要

1. 開発の背景

　統合失調症における認知機能障害は，陽性症状や陰性症状といった精神症状とともに中核的特徴の 1 つであると考えられており，注意，記憶，遂行機能など広範な認知領域にわたって認められます（Bilder et al., 2000; Gold, 2004; Heaton et al., 1994; Heirichs & Zakzanis, 1998; Matsui et al., 2007）。薬物療法の進歩は陽性症状の治療に奏功しましたが，患者の日常生活における自立や就労，人間関係の構築を含む社会適応の促進は大きな課題として残っています。そうした社会適応における困難には，精神症状よりも認知機能障害が強く関連しており，認知機能障害の程度は患者の機能的転帰を予測するということが報告されてきています（Green et al., 2000; Nuechterlein et al., 2011）。注意や記憶といった基礎的な認知機能が，日々の活動の遂行を支えていることは容易に想像できます。さらに，それらの認知機能は，精神科リハビリテーションなど心理社会的治療への患者の取り組みを支える重要な能力であるといえます。し

たがって，認知機能を改善することは，患者の日常生活機能や社会生活機能の回復に広く影響を及ぼし，社会参加の促進や QOL（quality of life）の向上に資することが期待されます。

このような背景から，統合失調症患者の認知機能障害に直接介入する心理学的アプローチとして，認知機能改善療法（Cognitive Remediation Therapy: CRT）の開発が進められています（Wykes & Reeder, 2005 ／松井［監訳］, 2011）。欧米では，数多くの治療法や介入プログラムが開発されており，プログラムごとに効果研究が進められてきています。さらに，メタ分析によって認知機能改善療法全体の治療効果が検証され，その改善効果が実証されており（McGurk et al., 2007; Wykes et al., 2011），現在では，科学的根拠に基づく心理社会的治療法として確立されています（Meuser et al., 2013）。近年, わが国でも，本書で紹介されているような複数の治療プログラムが利用できるようになってきました。本章では，カリフォルニア大学サンディエゴ校の Elizabeth Twamley ら（2008, 2012）が開発し, 筆者たちが日本語版（Otsuka et al., 2015; 松井・大塚, 2016）を作成した代償的認知トレーニング（Compensatory Cognitive Training: CCT）について紹介します。

2．理論的特徴

CCT の主たる理論的特徴は，代償的方略の習得に注目している点です（概念図を，図 3-1 に示します）。この代償的アプローチは，疾病や損傷によって損なわれた機能自体を回復させることを目的とする復元的アプローチとは異なり，反復訓練という方法をとりません。CCT の目的は，患者の残存している機能をうまく利用して認知機能障害を代償することであり，そのための様々な認知的ないし行動的方略が参加者に教示されます。参加者は，方略をトレーニングの中で練習し，自身に合った形で身につけていきます。そして，それらの方略を実生活の中で習慣的に用いることで，環境からの要求に対処し，参加者自身の目標を達成することが目指されます。

CCT で教示される代償的方略には，環境的な補助ツールの利用（外的方略：例えば，メモをうまく使う）と，心理学的な工夫（内的方略：例えば，記憶すべき情報を分類する）が含まれます。外的な補助ツールの利用を習慣化するこ

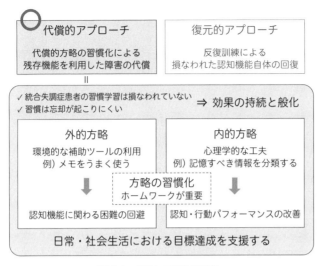

図 3-1　CCT の理論的特徴

とによって，認知機能障害が以前と変わらず存在していたとしても，認知機能
に関わる困難を回避できるようになります。また，CCT は損なわれた機能自
体の回復を目指すものではありませんが，内的方略を習得することによって実
生活での認知や行動のパフォーマンスを改善することが期待できます。実際に，
開発者ら（Mendella et al., 2015; Twamley et al., 2008, 2012）の研究では，外
的補助ツールの使用が許されない認知機能検査の場面において，その成績が改
善されることが確認されています。筆者ら（Otsuka et al., 2015）が日本人の統
合失調症患者を対象に行った効果研究においても，同様の効果が示されました。
　代償的方略の使用を習慣化するためには，実生活で練習するためのホーム
ワークが重要になります。そのため，CCT の各セッションの終わりには，当
該セッションで教示した方略に関するホームワークを設定します。そこでのセ
ラピストの仕事は，それぞれの参加者が実生活の中で方略を使用できる場面を
特定して，確実にホームワークを実行できるように支援することです。そのた
めには，それぞれの方略がいつ，どのような場面で，どのように使えるのかを
セラピストがよく理解している必要があります。また，ホームワークは，それ
ぞれの参加者の方略の習得度合いに合わせて，難易度や量を調整することが推

奨されます。さらに，各セッションの始まりには，ホームワークについておさらいする時間があり，それぞれの参加者が取り組んだことを報告してもらいます。もしもホームワークの実行に困難があった場合には，トラブルシューティングを行って，方略の実行を妨げている要因を特定します。各セッションのホームワークの大枠はマニュアルに定められていますが，場合によっては，難易度を調整して同種の課題を繰り返し設定することも検討します。そのようにして，それぞれの参加者が実生活において方略を継続的に練習し，それによって方略を新しい習慣にできるよう支援します。統合失調症患者の習慣学習は損なわれていないということ（Kéri et al., 2005），そして，習慣は一度形成されると忘却が起こりにくいということがわかっています（Bayley et al., 2005）。したがって，習慣学習に基づくCCTの効果は，長い期間持続し，日常生活場面に般化されることが期待されます。実際，Twamleyら（2008, 2012）および筆者ら（Otsuka et al., 2015）の効果研究では，認知的パフォーマンスの改善効果が3か月間の非介入期間の後にも持続することが示され，さらに，その効果は社会的活動の増加といった形で社会生活機能にも影響を及ぼすことが示唆されています。

　CCTがターゲットとしている認知領域は，表3-1に示したように，展望記憶，注意／覚醒，学習／記憶，遂行機能の4つです。これらの認知領域は，統合失調症における認知機能障害の重篤さ，心理社会的機能との関連性および改善可能性に基づいて選ばれています（Green et al., 2000；McGurk & Meltzer, 2000）。その他のCCTの特徴としては，コンピューターを必要としないことがあります。そのため，ワークブックへの書き込みができるスペースさえあれば，実施環境を選びません。また，セラピストと参加者，および，参加者同士が相互に交流しながら進められるというのも特徴です。演習はゲーム形式になっており，参加者の興味や注意を維持できるように工夫されています。さらに，それぞれの参加者が自分のワークブックを所持するため，いつでもセッションで取り組んだ内容を見直すことができます。トレーニングを通してそれぞれの参加者が自分だけのワークブックを完成させていくことは，介入期間終了後の自発的で持続的な練習を促し，効果の持続と般化に役立つと考えられます。

　なお，CCTは，認知機能改善療法の様々なプログラムの中では，臨床現場

表 3-1　CCT のターゲット領域と代償的方略 (松井・大塚, 2016 より一部改変)

ターゲット領域	日常生活における機能	代償的方略
展望記憶	a) 忘れずに仕事または学校に行く b) 忘れずに服薬する c) 忘れずに学校の課題を提出する d) 指示に従って, 仕事上のタスクを忘れずに実行する	1) カレンダーを毎日使う 2) することリストと優先づけ 3) 作業の結びつけ, と, タスクを忘れないためのリマインダー 4) いつもの場所
注意／覚醒	a) 上司や同僚の話に注意を向ける b) 授業中や勉強中に注意を維持する c) 仕事上の課題や家事を行う際に注意を維持する	1) 会話の注意スキル (気をちらすものを取り除く, アイコンタクト, わかりやすい言葉で言いかえる, 質問する) 2) 作業の注意スキル (作業中に注意を維持するためにつぶやきを使う, 続けて集中するときは休憩をとる)
学習／記憶	a) 仕事上の作業を習得する b) 学校や職場, 職業訓練で, 新しい知識を学習する c) 上司や同僚の名前を記憶する	1) 符号化方略 (メモ書き, わかりやすい言葉で言いかえる, 関係づけ, チャンキング, 分類, 頭字語, ダジャレ, 視覚イメージ, 過剰学習) 2) 検索方略 3) 名前記憶方略
遂行機能	a) 仕事や職業訓練, または, 家庭での問題を解決する, 予期せぬ事態に対処する b) 職場や学校で求められることと, 家庭・家族との時間の折り合いをつける c) 柔軟に考え, 仕事の出来や進行状況をモニタリングする	1) 6 ステップ問題解決法 (問題の明確化, ブレインストーミング, 解決策を評価する, 解決策を選ぶ, 実行する, うまくいったかどうか評価する) 2) 問題解決しながらつぶやきを使う 3) 仮説検証 4) セルフモニタリング

における実践可能性をより重視したものになっています。詳しい方法については次節で説明しますが, 少人数グループで, 短期間で実施することができます。

3. CCT 日本語版における修正点

　筆者ら (松井・大塚, 2016) は, 開発者である Twamley の許可を得て, CCT 日本語版の介入プログラムを作成しました。この作成にあたっては, 原版の持つ効果を損なわないよう忠実に邦訳しつつ, 日本人患者の文化的背景を考慮して以下の修正を行いました。まず, わが国において一般的にも広く使用される「語呂合わせ」を, 学習／記憶の符号化方略の 1 つとして追加しました。また, 符号化方略の 1 つとして用意されている「Rhymes (韻を踏むこと)」は,

日本では馴染みが薄いため,「ダジャレ」と言いかえました。これは,グループワークにユーモアの要素を取り入れ,それによって記憶を促進するということを意図しています。記憶／学習セッションには,メモ書き方略の練習のためにシナリオが用意されており,その内容はわが国の実情に合わせて修正しました。また,会話の注意セッションには,ロールプレイ演習のためのお題が用意されており,それらのお題も修正しました。さらに,原版では患者自身に即興でロールプレイのためのシナリオを考えてもらうことになっていましたが,これは負担が大きく,困難を感じる患者も少なくないと考えられるため,必要に応じて利用できるようにそれぞれのお題に沿ったシナリオを用意しました。

　筆者ら（Otsuka et al., 2015）がCCT日本語版を用いて実施した効果研究では,Twamleyら（2008, 2012; Mendella et al., 2015）の先行研究において示された結果がおおむね再現されており,邦訳および修正によってCCTの主要な効果が失われていないことが確認されています（効果研究の結果については,3節に記述します）。さらに,CCT修了者の出席率は84.9%と高く,参加者による高い満足度も報告されており（平均76.6点,0-100スケール）,CCT日本語版の統合失調症患者への良好な適用性も示されました。

2節　方法

1．治療構造

　CCTは,グループ・アプローチによる認知機能改善療法の介入プログラムです。4〜6名の患者と複数名のセラピストで構成される小集団での実施を基本としており,トレーニングは下記で説明する参加者用ワークブックに沿って進められます。グループ・アプローチの利点を活かす形で,各セッションはおおむね以下のような構造になっています。

　　①ホームワークのおさらい：ホームワークについて,それぞれの参加者が取り組んだことを話してもらう。うまくいった方略の使い方を共有し,ホームワー

クの実行に困難があればトラブルシューティングを行う。各参加者および全体の遂行状況を勘案して，そうすることが適切だと判断される場合には，難易度を調整して同種のホームワークを再び設定することも許容される。

②方略の紹介：方略を紹介するとともに，その方略が役に立つという根拠を説明する。参加者に方略の練習を動機づけるためには，なぜその方略を習得するのかを理解してもらう必要がある。

③方略に関する話し合い：方略に関する参加者の理解を確認する。

④方略の実演：セラピストが方略の使い方の手本を見せる。セラピストは，すべての方略を十分に習得している必要がある。

⑤実演のおさらい：方略を使うことによって何がどううまくいったのかを話し合う。

⑥方略の練習：より習熟している，ないし，より協力的な参加者に代表して練習をしてもらう。残りの参加者には，まずはその様子をよく観察してもらい，続けて，残りの参加者も練習を行う。

⑦ポジティブなフィードバック：観察していた参加者からポジティブなフィードバックを引き出す。ネガティブなフィードバックやあら捜しはすべて遮る。

⑧改善点の提案：観察していた参加者から，方略をよりうまく使うための提案を引き出す。セラピストは，参加者からの提案を建設的で具体的なものにして伝える。

⑨提案をもとに練習：必要があれば，提案をもとにさらに練習を行う。提案があった中から厳選して，行動を1点だけ変えてみるよう参加者に求める。

⑩追加のフィードバック：提案に従って修正した行動に注目してフィードバックを行う。

⑪ホームワークの設定：実生活で方略を練習するためのホームワークを設定する。それぞれの参加者が生活の中で方略を使用できる場面を特定する。そのためにセラピストは，それぞれの方略がいつ，どのような場面で，どのように使えるのかをよく理解している必要がある。参加者の方略の習得度合いに合わせて，ホームワークの難易度や量を調整する。

2．介入頻度・期間

CCTには，全12回のセッションがあり，週1回の実施を基本としています。したがって，介入期間は12週間（約3か月間）であり，比較的短期間のプログラムです。通常，1回のセッションにかかる時間は2時間で，1時間を経過

したあたりで 10 分程度の休憩を挟みます。週 1 回 2 時間で 3 か月という頻度・期間は，入院病棟や精神科デイケアの集団プログラムにも，通院治療にも取り入れやすいものであると考えられます。

3．使用道具

（1）マニュアル

CCT には，セラピスト用マニュアルと参加者用ワークブックが用意されています。ワークブックは，表 3-2 に例示したような方略や重要概念の説明（図 3-2［p.56］，図 3-3［p.58］参照），演習のための課題およびワークシート（図 3-4［p.59］，図 3-5［p.61］参照），ホームワークの教示などで構成されています。セラピスト用マニュアルには，ワークブックの内容に加えて効果的な実施のためのヒントが記載されています。セラピストは，マニュアル中の「ファシリテーターの手引き」を参考にしてトレーニングを進行します。

（2）道具の入手方法

CCT 日本語版のセラピスト用マニュアルや参加者用ワークブック，および，研修に関する問い合わせは，JapanCCT 拠点（cctj2015@gmail.com［2020 年時点］）で受け付けています。

4．内容・認知領域

全 12 セッションのうち，セッション 1 ～ 3 で展望記憶，セッション 3 ～ 5 で注意／覚醒，セッション 6 ～ 8 で学習／記憶，セッション 9 ～ 11 で遂行機能を扱います。また，セッション 1 では，それぞれの参加者に，トレーニングへの参加を通して達成したい日常・社会生活における目標を決めてもらいます。この目標は，その後のセッションの区切り（セッション 5，8，11，12）で話題にし，習得した方略を実生活でどのように使うと目標達成に役立つかを考えてもらいます。それによって方略の習慣化を促すとともに，目標の具体化を進め，実生活における目標達成を支援します。

セッション 1 の導入では，トレーニングの全体像と進め方を説明し，認知機能障害に関する心理教育を行います。その後，トレーニングへの動機づけをね

表 3-2　内容とファシリテーターの手引きの例 (松井・大塚, 2016 より一部改変)

ワークブックの内容	ファシリテーターの手引き
〈セッション 1〉 ・トレーニングの目標を考える 　あなたの生活における大切な目標として，このトレーニングを通して達成したいと思うことはどんなことでしょうか？　1 つか 2 つあげてください（例えば，職場や学校への復帰，職場でもっと信頼される，家の中でもっと役に立つ，服薬と病院の予約を忘れないようにする，など）。	1. 参加者が自分の目標を決めて，その目標をワークブックに記入することは非常に重要である。ファシリテーターは，トレーニングを通じて何度もその目標を話題にすることになる。 2. 参加者は，自分の目標を決めて，自分が認知的方略を身につける理由を理解することによって，より前向きに治療に取り組むことができる。目標は，トレーニングに対する参加者の動機づけを高めるものである。 3. 参加者に，自分の目標をグループで共有することを提案し，話し合いを促す。話し合いを行うことで，参加者は自分たちの目標の共通点を見つけることができる。
〈セッション 2〉 ・会話の注意方略の紹介 「わかりやすい言葉で言いかえる」 　聞いた内容を自分の言葉にして相手に伝えてみましょう。そうすると，理解しやすくなりますし，集中しやすくなって，聞いた内容を後で思い出しやすくなります。 　皆さんがちゃんと聞いていて，理解できているかどうかを確認することができます；誤解が生じたときには，相手に修正してもらうことができます。	
〈セッション 7〉 ・符号化方略の演習 　皆さんが身につけた符号化方略を練習しましょう。どの方略を使うと，以下に示した状況で情報を記憶することができるでしょうか？ 　1　電話番号案内で電話番号を教えてもらう。 　2　スーパーで次の商品を忘れずに買ってきます：シャンプー，りんご，制汗スプレー，いちご。 　（省略）	1. 記憶方略について一通り説明を終えたら，人によって使いやすい方略とそうでないものがあることを参加者に説明する。また，文脈や状況によっても，使いやすい方略がある。それを見つけ出す唯一の方法は，ひとつひとつ参加者自身に試してもらうことである。 2. 演習では，1 つずつ順番に話し合うようにすると最も効果的である。具体的には，最初の課題について 1 分間で回答を書いてもらい，その後，グループで話し合う。 　（省略）
〈セッション 9〉 ・認知的柔軟性の紹介 「認知的柔軟性＝物事を柔軟に考える力」 　時々，考え方が固まってしまって，問題解決が難しくなることがあります。例えば，問題を解決するために実際にはたくさんの方法があるはずなのに，1 つの方法しか思いつかないような状況です。考えが「堂々巡り」になってしまいます。皆さんができるだけ柔軟に考えるために，問題解決法が役に立ちます。	1. 認知的柔軟性について話し合う際は，この概念を理解するのに役立つ例を提示する。例えば，レンガが 1 つあるとして，何通りの使い道があるだろうか？　多くの人は，家を建てるために使うと答えるかもしれない。しかしながら，レンガの使い道は何百通りもある。例えば，窓を割る，踏み台にする，ピクニックでテーブルクロスが落ちないように重石にする，風船を留めておく，など。参加者には，その他のレンガの使い道を考えてもらう。

らって，簡単なゲームを実施します。ゲームの目的は，方略の利用および練習の繰り返しによって認知的パフォーマンスが改善しうることを実感してもらうことです。その後，それぞれの参加者が日常・社会生活において抱えている問題の中で，認知機能が関わっているものを特定し，その問題が生活に及ぼしている影響について考えてもらいます。その上で，CCT を通して達成したい目標を検討します。

　最終回のセッション 12 では，CCT で紹介した重要概念や方略を振り返り，参加者が継続して使っている方略を整理します。ここで強調することは，「トレーニングの終了＝方略の練習を止めること」ではないということです。それぞれの参加者には，目標を達成するためにトレーニング終了後にも引き続き使い続ける方略を認知領域ごとに 1 つずつ選んでもらいます。そして，方略を使用する習慣を維持し，意識しなくても自然と使えるようになるまで継続して使い続けるよう促します。さらに，その後起こりうる認知機能に関わる問題に備えて，対処法を検討しておきます。最終回の後半では，飲み物やお茶菓子などを用意して打ち解けた雰囲気を作り，自由に感想などを話し合います。一人ひとりに修了証明書を渡すことも推奨されています。

　以下では，認知領域ごとに方略とトレーニング内容について説明します。

（1）展望記憶

　CCT で最初に扱う認知領域は，展望記憶です（セッション 1 ～ 3）。展望記憶に関する主要な方略は外的補助ツールの利用であり，特にカレンダーの習慣的利用の有用性が強調されています。セッション 1 では，いろいろなタイプのカレンダーを紹介し，それぞれの参加者に自分に合ったカレンダーを選んでもらいます。カレンダーを常に携帯して予定を書き込み，セッション 2 で忘れずに持ってくることが最初のホームワークになります。セッション 2 では，「優先づけ」を使って合理的に予定を組み立てる練習を行い，カレンダーの効果的な活用を促します。さらに，「作業の結びつけ」を使って毎朝の習慣的行動にカレンダー確認を結びつけ，カレンダー確認という方略を新しい習慣として身につけられるよう支援します。

　展望記憶に関するもう 1 つの主要な方略は，環境作りです。セッション 2 で

は，必要なものがいつも見つけられる「いつもの場所」の利用について紹介します。カレンダーが見つからなくて必要なときに確認できないといったことが起こらないように，カレンダーの定位置を決めてもらいます。カレンダーだけでなく，財布や鍵，携帯電話などの大切なものも「いつもの場所」に置くことを勧めます。その他，短期的展望記憶方略として，いくつかの方略をまとめて紹介します。

　最初に展望記憶を扱うのには，いくつかの理由があります。まず，カレンダーの利用や「作業の結びつけ」「いつもの場所」といった方略は，いずれも新しい行動を習慣化するために役立ちます。CCT で紹介された方略を実行することを予定としてカレンダーに記入し，その方略をすでにある習慣的行動に結びつけ，その方略に使う道具を決まった位置で保管することで，方略を実生活の中で効率的に練習することができます。また，トレーニングへの出席率とアドヒアランス（治療や服薬に対して患者が理解し，自らの意思で決定し，その決定に従って治療を受けること）を高めるという目的もあります。そのため，「毎日カレンダーを確認して，1 週間の予定を立てる時間を作る」ことが，セッション 1 から 11 まで継続してホームワークになります。展望記憶に関するもう 1 つの主要なホームワークは，決められた日にセラピストに電話をして，留守番電話にメッセージを残すことです。カレンダーを使って予定を確実に実行するということを練習します。

(2) 注意／覚醒

　セッション 3 〜 5 では，注意／覚醒を扱います。会話のための注意方略と作業のための注意方略があり，前者としては「LEAP」を紹介します（図 3-2）。LEAP は，積極的に聞く（Listen actively），気を散らすものを取り除く（Eliminate distractions），質問する（Ask questions），わかりやすい言葉で言いかえる（Paraphrase）といった，相手の話に注意を向けるための 4 つの方略をまとめた頭字語です。セッション 3 と 4 では，参加者同士がペアになって，天気や趣味などを話題にした日常会話や，家庭や職場などのシチュエーションを想定したロールプレイを行う中で LEAP を練習します。この練習の目的は，方略を使って注意深く聞くことであって，うまく話すことではありません。そ

のため，日本語版では話し手のためのシナリオを用意しました。日々の生活の中でLEAPを使うことが，セッション3と4のホームワークになります。それぞれの参加者がLEAPを使うことができる会話場面を特定することが重要です。

　作業の注意方略としては，「つぶやき」を紹介します。つぶやきは，実行中の作業の手順や進行状況について，頭の中だけで考えるのではなく声に出して

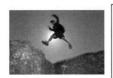

4つの原理：
1) Listen　積極的に聞く
2) Eliminate　気を散らすものを取り除く
3) Ask　質問する
4) Paraphrase　わかり易い言葉で言いかえる

「LEAPを会話に取り入れよう」

※　LEAPには，「跳ぶ」「心がおどる」「胸が高鳴る」「ひらめく」などの意味があります。

Listen　**積極的に聞く**
- 会話中のしぐさで，自分が聞いているということを伝えましょう。
  - 話し相手の方向にからだを向けましょう。
  - 開かれた姿勢で，力を抜いて，閉ざした身振りをやめましょう。
  - 話し相手の方を向いて前のめりになりましょう。
  - 十分なくらい相手の目を見るようにしましょう。

Eliminate　**気を散らすものを取り除く**
- どんなものがあると，会話中に気が散ってしまうでしょうか？電話？子どもたちの声？テレビ？ペット？それらの影響を小さくするには，どうしたらよいでしょうか？

Ask　**質問する**
- 説明してもらうために質問しましょう。
- ゆっくり話してもらったり，繰り返してもらったり，別の言葉で説明してもらいましょう。

Paraphrase　**わかりやすい言葉で言いかえる**
- 聞いた内容を自分の言葉にして相手に伝えてみましょう。そうすると，理解しやすくなりますし，集中しやすくなって，聞いた内容を後で思い出しやすくなります。
- 皆さんがちゃんと聞いていて，理解できているかどうかを確認することができます；誤解が生じたときには，相手に修正してもらうことができます。

図 3-2　方略に関する説明の例（CCT日本語版マニュアル［未刊行］より抜粋）

説明するという方略です。セッション4と5では，文字抹消課題やトランプ，手順判断ワークシートなどを使ってつぶやきを練習します。手順判断ワークシートは，「食品の買い出し」「シャツにアイロンをかける」「野球観戦に行く」といった様々な行動について，記載されている手順が正しいか間違っているかを判断する課題です。例えば，「食品の買い出し」の場合，①スーパーに行く，②買うものを選ぶ，③カートを取ってくる，④お金を払う，⑤買ったものを車にのせる，と記載されており，この場合は間違った手順になっています。参加者は，1人ずつ順番に，つぶやきを使いながらこれらの手順が正しいかどうか検討します。中には「求人に応募する」など，必ずしも参加者が慣れていない作業も含まれています。そのような場合，その手順について話し合って理解を深めるきっかけにもなります。ある程度の項目数をセッション中に実施し，残りはセッション5のホームワークになります。

　もう1つの作業の注意方略は，「休憩をとる」ことです。作業に集中するためには十分な休憩が必要であるということを強調します。効果的に休憩するための行動として，ストレッチや散歩などを紹介し，また，参加者が普段やっていることを紹介してもらいます。その後のセッションの休憩時間には，セラピストが休憩中の方略を実践して手本を示すようにします。

(3) 学習／記憶

　セッション6～8では，学習／記憶を扱います。記憶のイメージとして「頭の中にある書類用キャビネット」を思い浮かべてもらい，「書類をうまく整理する方法」として記憶方略の有用性を説明します（図3-3）。記憶プロセスの中で，特に符号化と検索が方略によって改善しうることを説明し，まず符号化方略から扱います。はじめに紹介する符号化方略は「メモ書き」です。人は誰でも忘れてしまうものであるということを前提として，書き留めた情報を整理して管理することを習慣にするよう勧めます。演習では，病院スタッフが患者に話をするという設定で，セラピストが話す内容をメモしてもらいます。複数のシナリオが用意されており，メモ書きのコツをつかめるよう繰り返し練習を行います。

　セッション6と7では，「分類」「チャンキング」「頭字語」「ダジャレ」「視覚イメージ」「語呂合わせ」「わかりやすい言葉で言いかえる」「過剰学習」といっ

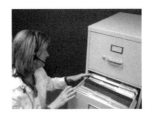

セッション6：言語学習と記憶

今回の予定

1. 前回の宿題のおさらい
2. 言語学習と記憶の紹介
3. 符号化方略の紹介：書き留める，わかりやすい
言葉で言いかえる，関係づけ
4. 宿題の設定

1. 宿題のおさらい

2. 言語学習と記憶

記憶：情報を保管しておいて，それを取り出す能力。

- 皆さんの頭の中にある<u>書類用キャビネット（引き出し）</u>のようなものをイメージしてください。色々な書類が，それぞれの内容によって整理されています（例えば，子どもの頃の記憶，人の名前，何かするときの手順，など）。
- タイプが違う書類は，脳の中の違うところに保管されているようです。そのため，認知機能の問題が脳のどの場所に影響を与えているかによって，あるタイプの記憶はダメージが大きくても，他のタイプの記憶はダメージが小さかったりします。
- 皆さんは，努力と組織化によって，記憶を整理して保管しやすくなります。そして，後で取り出すことがもっと楽になります。皆さんに必要なものは，有効な記憶方略（書類をうまく整理する方法）です！

記憶には注意力が必要：そもそも注意を向けなければ，物事を覚えることはできません！

符号化	→	貯蔵	→	検索
情報を取り入れる	→	情報を保管する	→	情報を取り出す

図 3-3　重要概念に関する説明の例（CCT 日本語版マニュアル［未刊行］より抜粋）

た多様な符号化方略を紹介します。演習では，記憶が必要になる様々な場面でどの方略が使えるかを考えて，実演してもらいます（図3-4）。「分類」は種類やカテゴリーによって情報をまとめて整理する，「視覚イメージ」はインパクトのある視覚像を思い浮かべるという方法です。この2つの方略は，セッション8で単語リストを記憶する際に練習し，その有用性を実感してもらいます。また，人の名前を覚えるための方略を，名前記憶方略としてまとめて紹介します。例えば，「関係づけ」は新しい情報をすでに知っている情報に関係づけるという方略で，人の名前を覚えるときにも有効です。演習では，セラピストと参加者

それでは，皆さんが身につけた符号化方略を練習しましょう。どの方略を使うと，以下に示した状況で情報を覚えておくことができるでしょうか？

これらの方略を（1つ以上）使ってください：

LEAP	ダジャレ
関係づけ	イメージ
分類	頭字語
チャンキング	語呂合わせ
メモ書き	わかりやすい言葉で言いかえる

1. 電話番号案内で電話番号を教えてもらいます。
   _____

2. スーパーで次の商品を忘れずに買ってきます：シャンプー，りんご，制汗スプレー，いちご。
   _____

3. 近所の人の名前を覚えます：中島さん，島谷さん，野田さん，井上さん，田中さん。
   _____

4. 主治医の名前を覚えます：佐藤おさむ先生。
   _____

5. 病院の次の予約の日時を覚えておきます。
   _____
   _____

⋮

図 3-4　演習課題の例（CCT 日本語版マニュアル［未刊行］より抜粋）

の名前を使って，同じ名前の著名人などとの共通点と相違点を検討することで，新しく出会った人の名前を既知の情報に結びつけて記憶する練習をします。

　検索方略としては，「リラックス」「さかのぼり法」「五十音検索」「状況再現法」「環境作り」といった方法を紹介します。展望記憶セッションで扱った環境作り方略が，物事を思い出すために役立つということを説明し，ここでも「カレンダー」と「いつもの場所」の習慣的な利用を勧めます。

　セッション 6 と 7 のホームワークは，目標を意識して，実生活の中で必要なことを覚えておくために符号化方略を使うことです。それぞれの参加者が，どのような状況でどの方略を使うかを特定できるように支援します。セッション 8 では，1995 〜 1999 年にアカデミー作品賞を受賞した映画のリストを，符号化方略を使って学習してくることがホームワークになります。

(4) 遂行機能

　セッション 9 〜 11 では，遂行機能を扱います。主要な方略は，「6 ステップ問題解決法」です（図 3-5）。これは，①問題の明確化，②ブレインストーミング，③解決策の評価，④解決策の選択，⑤解決策の実行，⑥実行した結果の評価（解決しなければ④に戻る）の 6 段階の手順で問題解決を図る方法です。問題の例が複数用意されており，ワークシートを使ってブレインストーミングと解決策の評価を練習します。それに続いて，参加者が解決したいと思っている具体的な問題をあげて，さらに練習を行います。

　セッション 10 では，解決策の実行の際に使える方略として，問題に取り組みながらつぶやきを使う「方略の言語化」を紹介します。また，解決策の評価や実行した結果の評価の際に使える方略としては，「仮説検証」を紹介します。これは，アイディアや解決策が正しい（有効である）という「根拠」と間違っている（有効ではない）という「反証」を探して，アイディアの正しさを検証する方略です。演習用に推理課題のワークシートが用意されており，解決策を言語化しながら仮説検証を練習します。

　セッション 11 では，実行した結果の評価の際に使える方略として，根拠と反証に基づいて，その解決策を続けるか別の解決策に切り換えるかを柔軟に判断する「セルフモニタリング」を紹介し，ゲーム形式で練習します。その後，参加者自身が実行したいと思っている行動や実現したい目標をあげて，目標達成までの予定表を作成する「計画立案」を練習します。ここでも，再びカレンダーの利用を勧めます。

　「6 ステップ問題解決法」や「セルフモニタリング」，「計画立案」といった遂行機能方略は，CCT 終了後にも継続して方略を使い，実生活で直面する問題に取り組んでいくために役立つものです。遂行機能セッションでは，参加者自身が解決したい問題をあげて問題解決法を練習することがホームワークになります。セッション 9 のホームワークではブレインストーミングに，セッション 10 では仮説検証に，セッション 11 ではセルフモニタリングに注目して練習をしてもらいます。セッション 11 では，計画立案の練習もホームワークになります。トレーニングの終了を意識して，それぞれの参加者が他の認知領域に関する方略を効果的に使って実生活の問題に取り組み，自身の目標を達成する

ための努力を続けていけるよう支援します。

6ステップ問題解決法ワークシート					
問題の**明確化**：あなたは，新しい仕事を見つけて，楽しく仕事をしています。しかし，あなたの同僚の一人が，あなたがまるで仕事ができていないかのように周りに触れ回っています。					
解決策の**ブレインストーミング**（下に記入）					
解決策の**評価**		実行可能？	負担は大丈夫？	うまくいきそう？	備考
解決策の**選択**（1つ以上）					
解決策の**実行**					
結果の**評価**：問題は解決しましたか？解決していない場合は，次の解決策を実行しましょう。					

図 3-5　ワークシートの例（CCT 日本語版マニュアル［未刊行］より抜粋）

5. セラピストの条件

　CCT を効果的に提供するためには，認知機能改善療法や認知リハビリテーション，ないし，認知トレーニングの訓練を受けた専門家が実施することが前提になります。また，セラピストには，精神疾患の認知機能障害に関する精神医学的・神経心理学的知識が求められます。そうした知識と経験が十分にある者であれば，職種にこだわる必要はないと思われます。わが国の場合には，心理職（臨床心理士や公認心理師）や作業療法士，言語聴覚士，精神保健福祉士，看護師，あるいは，医師など様々な職種によって実施される可能性があります。JapanCCT 拠点（問い合わせ先：cctj2015@gmail.com［2020 年時点］）は，専門職を対象とした CCT の体験型研修会などを開催し，認知機能改善療法の訓練の機会を提供しています。

6. 適用対象者
(1) 統合失調症

　CCT は，統合失調症スペクトラム障害（DSM-5：APA, 2013）の診断に該当するような統合失調症圏患者を対象とすることを想定して開発されました。集団療法に参加できる程度に状態が安定している者であって，治療・支援方針を勘案して，認知機能の改善が患者の役に立つと考えられる場合は，いずれの患者も適用対象になりうるといえます。典型的には，日常生活における自立性の改善や，社会復帰を目指している患者などが考えられます。わが国の治療場面に当てはめると，入院病棟やデイケアにおけるグループプログラムに取り入れることや，外来の通院治療の中で実施することが可能であると思われます。開発当初の Twamley ら（2008, 2012）の報告では，平均罹病期間が 21.1 年（SD 13.5），平均年齢が 44.3 歳（SD 10.1）の慢性期の患者を対象としていました。さらに，その後の同グループの報告（Mendella et al., 2015）では，35 歳以下の初回エピソードの統合失調症患者に対する有効性が確認されています。認知機能改善療法全体の最近の傾向をみても，病初期の統合失調症患者への適用が注目されており，罹病期間 5 年未満と 15 年以上の患者を比較すると，前者のほうが介入による改善の程度が大きいという結果が報告されています（Bowie et al., 2014）。急性期を脱してから比較的早い時期に認知機能改善療法を導入

することによって，患者の転帰により大きな効果を及ぼすことができるのではないかと期待されています。

(2) 適用の拡大

　現在では，CCT の適用は，統合失調症圏の患者だけでなく幅広い対象に拡大されてきています。例えば，気分障害圏（双極性障害と大うつ病性障害）の患者については，統合失調症圏の患者と合わせて組み入れる形で比較的大規模なランダム化比較試験が行われており，その有用性が確認されています（Twamley et al., 2019）。外傷性脳損傷の患者を対象とした介入プログラムはCogSMART（Cognitive Symptom Management and Rehabilitation Therapy），ため込み障害（Hoarding disorder）の高齢者を対象としたプログラムは CREST（Cognitive Rehabilitation and Exposure/Sorting Therapy）とよばれ，CCT とは別の名称がつけられていますが，これらも代償的認知トレーニングの介入プログラムであり，Twamley ら（2014; Ayers et al., 2018）が開発したものです。また，開発者とは別の研究グループ（Jeong et al., 2016）が，軽度認知障害の高齢者に CCT を応用した報告もあります。これらのプログラムは，いずれもランダム化比較試験でその有用性が確認されています。最近では，CCT に他の治療法を組み合わせた統合的・包括的な介入プログラムの効果検証が進められており，自閉スペクトラム症がある成人を対象とした SUCCESS（Supported Employment, Comprehensive Cognitive Enhancement, and Social Skills; Baker-Ericzén et al., 2018）という統合的介入プログラムにも CCT が応用されています。

3節　効果について

1. 欧米での報告

　統合失調症患者を対象とした CCT の有効性は，アメリカにおける開発者らの研究によって繰り返し確認されています。最初のランダム化比較試験

（Twamley et al., 2012）では，平均年齢 40 歳以上の統合失調症圏の外来通院患者 38 名が CCT に参加し，標準的な薬物治療を受けた 31 名を対照群として効果検証が行われました。その結果を，表 3-3 に示します（数値は，ベースラインからのスコア変化について対照群との比較から効果量［Cohen's d］を算出したものであり，0.2 以上は "小さい効果"，0.5 以上は "中程度の効果"，0.8 以上は "大きな効果" があったことを意味しています）。3 か月間の CCT 参加後に言語記憶が顕著に改善し，介入終了から 3 か月後のフォローアップ評価でもその改善効果が維持されていました。さらに，フォローアップ時には，展望記憶と注意，遂行機能に関しても改善の傾向が示されており，それに加えて，日常生活スキルおよび QOL の改善も認められました。症状に関しても，CCT 参加後における陰性症状の改善が示され，フォローアップ評価でも改善が維持

表 3-3　CCT 開発者の効果研究における効果量 (Twamley et al., 2012 より改変)

変　　数	介入後	フォローアップ
認知機能評価		
展望記憶：MIST	0.09	0.53
注意：WAIS-III 数唱（順唱）	0.10	0.24
言語学習：HVLT-R 即時再生	0.03	0.27
言語記憶：HVLT-R 保持率	0.53	0.38
遂行機能：WCST-64 正答数	0.23	0.34
処理速度：WAIS-III 符号	-0.05	0.02
ワーキングメモリ：WAIS-III 語音整列	-0.13	0.03
言語流暢性：COWAT	0.11	0.06
日常機能評価		
日常生活スキル：UPSA	0.61	0.72
主観的 QOL：QOLI	0.53	0.81
症状評価		
陽性症状：PANSS	0.03	0.27
陰性症状：PANSS	0.92	0.43
認知的問題・方略		
認知的問題：CPSA	0.88	0.46
認知的方略の利用：CPSA	0.85	0.84

※ 数値は，ベースラインからのスコア変化について，対照群との比較から算出された効果量（Cohen's d）です。つまり，数値が大きいほど，対照群のスコアの改善と比べて CCT 介入群の改善が大きかったことを意味します。0.2 以上は "小さい効果"，0.5 以上は "中程度の効果"，0.8 以上は "大きな効果" があったことを示しています。

※ MIST=Memory for Intentions Screening Test；HVLT-R=Hopkins Verbal Learning Test-Revised；WCST=Wisconsin Card Sorting Test-64 card version；Wechsler Adult Intelligence Scale-third edition；COWAT=Controlled Oral Word Association Test；UPSA=UCSD performance-based skills Assessment；QOLI=Quality of Life Interview；PANSS=Positive and Negative Syndrome Scale；CPSA=Cognitive Problems and Strategies Assessment.

されていました。また，CCT 参加者は，参加後およびフォローアップ時に，実生活の中で代償的方略を積極的に使用しており，認知機能に関わる問題に直面することが少なくなっていたということも報告されています。このような結果から，CCT はターゲットとする各認知領域（特に記憶／学習）と，それに加えて陰性症状に持続的な効果を及ぼすといえます。そして，長期的にみると，心理検査や面接の場面で認知的パフォーマンスの改善が認められるだけでなく，実生活の中で方略の使用を続け，習慣化していくことによって，そのような改善効果が日常生活に般化され，その結果として QOL が改善されることも期待できます。

　また，先述のように，病初期に認知機能改善療法を導入することによってより大きな治療効果が期待できることから，開発者ら（Mendella et al., 2015）は，35 歳以下（平均年齢 25.0 歳）の初回エピソードの統合失調症患者に対する有効性を検証しています。この研究には 27 名の患者（CCT 介入群 16 名と対照群 11 名）が参加し，認知機能全般における顕著な改善効果が確認されました。さらに，病初期の患者に対する効果については，本書で紹介されている認知矯正療法 NEAR，および，社会認知ならびに対人関係のトレーニング SCIT と CCT を統合した統合型認知機能改善療法（Integrative Cognitive Remediation: ICR）の効果が検証され，ここでも言語記憶や遂行機能といった広範な認知領域に及ぼす改善効果が示されています（Vidarsdottir et al., 2019）。一方で，病初期の患者を対象としたこれらの効果研究では，フォローアップ評価を実施しておらず，日常・社会生活機能への般化効果や QOL の改善効果の検証は今後の課題として残っています。

　現在，開発者らのグループは，統合失調症の発症リスクが高い状態にある者（clinical high risk: CHR，ないし，at-risk mental state: ARMS, Yung et al., 2005）を対象とした CCT の効果研究を進めており，その研究プロトコルが公開されています（Mahmood et al., 2020）。プロトコルには，介入終了から 3 か月後のフォローアップ評価が組み込まれており，認知機能の改善および維持効果に加えて，日常・社会生活機能への般化効果が検証されます。このような取り組みは，統合失調症の前駆状態にある者への早期介入としてだけでなく，より広く高リスク者への予防的介入としての認知リハビリテーションの有用性の

検討といった観点で重要なものだといえます。

2. わが国での取り組みと現状

　筆者らは，開発者の許可を得て CCT 日本語版を作成し，統合失調症患者を対象に効果研究を実施しました（Otsuka et al., 2015）。この研究には，維持的薬物療法を受けている外来・入院患者 26 名（CCT 介入群 13 名，対照群 13 名）が参加し，CCT 介入群は，通常の治療に加えて週 1 回 2 時間で全 12 回の CCT に参加しました。効果判定のために，両群を対象に①介入前ベースライン，②介入終了後，および，③終了後 3 か月時点のフォローアップの 3 時点で，認知機能評価，日常・社会生活機能評定，臨床症状評価を実施しました。

　この研究においても，表 3-4 に示したように，注意や記憶，遂行機能といっ

表 3-4　CCT 日本語版の効果研究における効果量（Otsuka et al., 2015 より改変）

変　　数	介入後	フォローアップ
認知機能評価		
注意		
TMT-A 遂行時間	1.22	0.19
言語記憶		
JVLT（単語リスト）即時再生	0.95	0.55
RBMT（物語）即時再生	1.00	0.50
JVLT（単語リスト）遅延再生	0.69	0.75
RBMT（物語）遅延再生	0.88	0.85
遂行機能		
TMT-B 遂行時間	0.33	-0.01
WCST カテゴリー達成数	0.58	0.71
処理速度		
WAIS-III 符号	0.97	1.29
日常・社会機能評価		
社会生活機能：SFS-J 本人評定	0.47	0.11
社会生活機能：SFS-J 家族評定	1.56	0.49
症状評価		
陽性症状：SAPS	0.52	0.48
陰性症状：SANS	0.02	0.08

※数値は，ベースラインからのスコア変化について，対照群との比較から算出された効果量（Cohen's d）です。つまり，数値が大きいほど，対照群のスコアの改善と比べて CCT 介入群の改善が大きかったことを意味します。0.2 以上は "小さい効果"，0.5 以上は "中程度の効果"，0.8 以上は "大きな効果" があったことを示しています。

※TMT=Trail Making Test；JVLT=Japanese Verbal Learning Test；RBMT=Rivermead Behavioral Memory Test；WCST=Wisconsin Card Sorting Test；Wechsler Adult Intelligence Scale-third edition；SFS-J=Social Functioning Scale Japanese version；SAPS=Scales for Positive Symptoms；SANS=Scales for Negative Symptoms.

た認知機能について中程度以上の効果量の改善効果が介入後に認められ，その効果はフォローアップ時点においてもおおむね維持されていました（表3-4の数値の算出方法は，表3-3と同様です）。また，この研究では，社会生活機能への効果の般化を期待して，日常生活の自立や，就労などの社会的活動，人間関係などについて評定する社会機能評価尺度（根本ら，2008）を採用しており，家族などの保護者による評定に大きな改善が認められました。この社会生活機能の改善効果は，フォローアップ時点では減弱していましたが，それでも中程度のレベルで維持されていました。混合要因分散分析においても，注意（$F(2, 16)$=5.09，p= .020）や言語記憶（JVLT即時再生 $F(2, 16)$=5.25，p= .018；RBMT即時再生 $F(2, 16)$=3.65，p= .049）といった認知機能と，家族による社会生活機能評定（$F(2, 14)$= 6.91，p= .008）でCCTによる有意な改善効果（つまり，介入群のみに改善が認められるという交互作用）が示され，注意機能に関してはフォローアップ時点においても有意な改善が維持されていました（図3-6）。

　以上のように，CCT日本語版の効果研究においても，開発者ら（Twamley et al., 2012; Mendella et al., 2015）の先行研究において認められたCCTのターゲット領域に対する明確な効果と日常・社会生活への効果の般化が再現されており，日本人の統合失調症患者への有用性が示されました。また，邦訳および修正が適切に行われたことが確認されたといえます（日本語版における主な修正点については，本章1節3. を参照してください）。一方で，症状については，筆者らの研究では陰性症状の改善は認められず，陽性症状の改善可能性が示唆されました。幻聴などの陽性症状は，言語処理や言語記憶の障害との関連性が指摘されており（例えば，Berenbaum et al., 2008），特定の認知機能の改善が陽性症状に影響を及ぼす可能性はあると考えられます。認知機能改善療法が統合失調症患者の陽性症状に及ぼす効果については，今後の検討が期待されます。

　わが国において，認知機能改善療法を含む心理社会的治療プログラムの開発と効果検証は，欧米に比べて遅れており，今後の発展が望まれる大きな課題であるといえます。筆者らが行ったCCT日本語版の効果研究では上記のような有望な結果が示されており，そうした治療プログラムを臨床現場で効果的に提供していくためには，さらに規模を拡大して厳密な方法論による効果検証を進

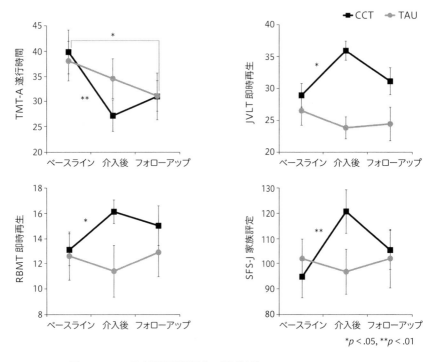

図 3-6　CCT 日本語版効果研究の解析結果（Otsuka et al., 2015 より改変）

四角形のマーカーに黒のラインは CCT 介入群，丸のマーカーに灰色のラインは非介入（通常の治療 Treatment as usual：TAU）群の成績を示しています。TMT-A の尺度は遂行時間であるため，数値が小さいほど成績が高い，それ以外の 3 つは数値が大きいほど成績が高いことを意味します。いずれも群（CCT 群，TAU 群）×時間（ベースライン，介入後，フォローアップ）の交互作用が認められ，CCT 群のみで成績の改善が観察されました。TMT-A は 3 か月間の介入後およびフォローアップ時点で，それ以外は介入後にベースラインの成績からの有意な改善が認められました。

めていくことが重要になります。また，復元的アプローチによる認知機能改善療法に関しては，脳構造や脳機能，あるいは脳由来栄養因子といったバイオマーカーを指標として効果を示した報告があり（Eack et al., 2010; Vinogradov et al., 2009; Wexler et al., 2000），CCT についても作用機序や神経基盤を含む多様な視点から検証を進めていくことが期待されます。

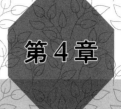

第４章

認知矯正療法

NEAR

1節　NEARの理論と概要

1. 開発の背景

　重度の精神疾患を持つ人に認知機能障害があることは長い間知られていましたが，この点に治療の焦点が当てられるようになったのはつい最近のことです。認知機能障害があると学業，家事，仕事などの日常生活に支障をきたします。重度の精神疾患を持つ人の８割以上が何らかの認知機能障害を持つことから，多くの人の生活が影響を受けており，その程度や種類は，診断，既往歴，社会要因や環境要因により異なります。認知矯正療法の目的は，学業，家事，仕事だけでなく社会的交流，自立生活，余暇活動といった日々の課題をより機能的に行えるようになるための認知機能の獲得を援助することです。

　認知機能障害があると，精神科リハビリテーションから，患者本人の意思にかかわらず恩恵を受けられなかったり，ワーカーや医師との約束を忘れてしまったりと，治療場面での困難が予想されます。認知矯正療法は，包括的な精神科リハビリテーションや，薬物療法と併行して実施するのが望ましいとされ

ています。認知矯正療法では，精神科リハビリテーションと同様に生活場面に結びついた治療目標を設定することを重んじ，治療目標を生活場面に関連づける作業を行います。

　認知矯正療法では，主にコンピューターを用いて認知機能の改善を目指しますが，そのような作業を学習場面になぞらえています。学習場面で教師がどのように働きかけどのような教材を使えば最も生徒のやる気を引き出し，効果的に学ばせられるかを工夫するように，認知矯正療法では，セラピストの関わり方や，認知課題に工夫をしています。

2．影響を受けた理論

　NEAR は Neurological and Educational Approach to cognitive Rehabilitation（Remediation と表記される場合もあります）の略であり，複数の理論の影響を受けた認知矯正療法のことです。複数の理論とは，精神医学，神経心理学，教育心理学，学習理論，リハビリテーション心理学などです（Medalia et al., 2002 ／中込・最上［監訳］，2008）。以下に，NEAR がそれらの理論からのどのような影響を受けているかについて説明します。

(1) 精神医学

　NEAR は精神疾患を持つ人のための介入法なので，そのような人がどんな症状を持ち，どんな治療をこれまで受けてきたかを知っていることがセラピストにとって必要になります。また，セラピストは精神疾患を持つ人への配慮のある接し方ができなくてはなりません。そのため，精神疾患の主な種類，症状，治療法についての知識と，治療場面で精神疾患を持つ人と関わった経験が必要となります。

(2) 神経心理学

　NEAR で介入の対象としているのは神経認知といわれる領域です。次節でより詳しく説明しますが，神経認知とはより具体的に，注意・集中，記憶などが代表的で，私たちの生活を多大に左右します。神経心理学は，例えば脳のどの部位がどのような領域や機能をつかさどるかを明らかにしています。精神疾

患の中には，脳の特定の部位の不適応が示されているものもあることから，NEAR は神経心理学に影響を受けているといえます。

(3) 教育心理学

▶**動機づけの種類**　物事に取り組むときには，心の状態が取り組み結果を左右するといわれています。例えば車で長距離を移動しているときに，普段はそうではないのに，ガス欠になりかければガソリンスタンドが目に付きやすいように，人は「～をしたい」という動機づけにより行動をとることが多くあります。精神疾患を持つ人においては疾患がもととなって動機づけが弱いことがあるため，ここでは動機づけについて詳しく説明します。動機づけについては，アメリカの心理学者 Ryan と Deci が自己決定理論を構築しました（Ryan & Deci, 2000）。これは，他人に決められるよりも自分で選び取ったほうが行動に対する動機づけが高まるという理論で，動機づけがない状態から，自分以外の他者に促されて動機づけられた状態，徐々に自分で行動を選び取る状態までの間に，2 種類の動機づけがあるというものです。動機づけがない状態では行動をする意思がないため，表面的に何かを行っているだけです。2 種類の動機づけとは外発的（あるいは外的）動機づけと内発的（あるいは内的）動機づけです。NEAR は内発的動機づけを多く介入のテクニックに取り入れていますが，外発的動機づけも使うため，両方について知っておくことが良いでしょう。

　外発的動機づけと内発的動機づけの違いは，「～をしたい」という心の状態が教師や医師のように他者から促されているか（外発的動機づけ），他者にかかわらず自分で選び取ったものか（内発的動機づけ），です。自己決定理論では，外発的動機づけの中にも 4 つの段階があり，より他者から行動を決められる状態から，より自分の中で「～をしたい」という動機づけが強まる状態までは，図 4-1 に示す通りです。

　図には，動機づけがない状態，4 種類の外発的動機づけが高い状態，内発的動機づけが高い状態の 6 種類の状態が示されています。外発的動機づけの中の4 つの段階は，以下のようになります。

　①外発的動機づけ−外的コントロール：外的に行動がコントロールされた状態

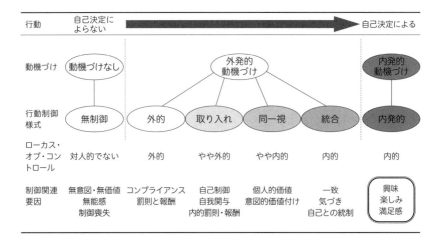

図 4-1　動機づけの種類（Ryan & Deci, 2000）

で，「～をさせられている」感覚が強く，他者からの褒美や罰によって行動が動機づけられ，親や教師や医師の命令や要請に従っている。

②外発的動機づけ－取り入れコントロール：外的なコントロールが自分の内向きになった状態で，ある程度行動は他者により決められているが，褒美や罰は自分で設定している。親などに叱られるのを避けるため，あるいはほめられるために行動するよりも，自分である行動をしなかったときの罰や，できたときの褒美を設定することができる。

③外発的動機づけ－同一視コントロール：行動はある程度自分で決めている状態で，もとは教師や医師の要請だったことを，自分の中でも重要だと認識している。いわば，教師や医師を意見とともに自分の中に取り込み同一化している。教師などが「～をするのは大切だ」と考えていたとすると，「自分でも大切だと考えるから～をする」場合である。

④外発的動機づけ－統合コントロール：もとは他者の要請だった行動や価値観を，自分が持っている他の価値観と一貫させ統合しており，特定の行動にいたる場合である。この状態では行動への動機づけは外発的ですが，他者が直接依頼したり要請するからではなく，「自分が～したいから～する」と考え，内発的に動機づけられている状態に最も近いといえる。

NEAR では，課題の中に正誤等のフィードバックを示したり，一定の正答

率を達成するとメダルを与えるという方法で外発的動機づけを促す面があります。さらに，後に述べる誤りなし学習などの介入テクニックでは内発的動機づけを強めようとしています。精神疾患を持つ人にとっては NEAR への参加自体が新しいことやルーチンにないことであり，新たな課題をすること自体，慣れない，失敗をするかもしれないことに挑戦することであり，やる気（動機づけ）が弱ければ億劫で避けたいことかもしれません。NEAR では，病のために動機づけが弱まっているかもしれない人のことを考えて，いろいろな方法で動機づけを強めて認知矯正療法に参加しやすくし，ひいては精神疾患を持つ人の治療動機づけが全体的に強まることを目指しています。

▶文脈化　NEAR では認知課題セッションで訓練している特定の認知機能が生活場面にどのように関連しているかがわかりやすい，つまり文脈化している課題を取り入れています。認知機能は病院の治療室のような無機質な空間ではなく，自分の住まいや職場のような実際の生活空間で使われます。患者にとっては，「これが何の役に立つのだろう？」という認知課題の作業目的が明確なほうが動機づけが高まり，課題への取り組みが熱心になると思われます。このようないわば認知課題の生活場面への翻訳は，容易にできる人もいますが，統合失調症を持つ人にとっては困難なことがあります。そのため NEAR では，文脈化している認知課題を取り入れたり，セラピストが「この認知機能は生活の中でどのようなときに使いますか？」とたずねたりしています。

　認知課題の文脈化について考えてみましょう。例えば，注意を訓練する課題を想定します。文脈化されていない認知課題では，いくつか並んだ円を見て，円の色が変わったら反応することが求められます。一方文脈化されている認知課題では，自分が歩行者に扮して，車通りが多い道路を安全に横切ることが求められます。後者の認知課題のほうが，注意が生活の中で実際にどのように使われるかがわかりやすく，生活場面に結びついており，「これが何の役に立つのだろう？」という問いに答えやすくなっています。

　よく文脈化された課題があると，般化が行いやすくなります。同じ認知機能を訓練する場が複数の異なる状況や形で提示されると，何度も１つのスキルを訓練することとなりますし，１つの認知機能を多様な場面で用いるのは，結果

として生活場面と類似しているともいえます。

(4) 学習理論

　NEAR の介入テクニックは，学習理論に基づいたものが多く，例として誤りなし学習，反応形成，肯定的フィードバック，プロンプト，モデリング，般化があげられます。これらについては，介入テクニックのところで説明しています。

(5) リハビリテーション心理学

　NEAR は頭部外傷のリハビリテーションにヒントを得ています。疾患で弱まった部分や苦手になったことをできるようにしようという考え方です。また難易度が高い行為や課題を一気に成し遂げるのではなく，徐々に，あるいは小分け（スモール・ステップ）にして，達成しようとすることや，1つの行為を成し遂げるために必要なより細かな行為に分けて別々に練習することが考えられます。

　個人には得意な認知機能と苦手な認知機能があり，個人差があるといわれています。例えば記憶の弱い人がある手順を忘れてしまった場合，その人の論理的思考が強ければ，論理的に考えて手順を考えることが可能です。得意な部分を使って苦手な部分を補ったり，肩代わりすることを補償アプローチ，苦手な部分を直接的に改善しようとすることを回復アプローチといいます。NEARでは補償アプローチと回復アプローチの両方を用います。各人が得意な認知機能と苦手な認知機能を知っておくと課題への補償的アプローチが容易になります。得意とまでいかずとも，残存している認知機能を補償に使うこともあります。

　NEAR のセラピストは，病院などで訓練できる認知機能が日常生活でのどのような動作に関わり，ひいては生活内でのどのような場面にいわば翻訳されるのかを理解すると，精神疾患を持つ人をより効果的に援助することができます。認知リハビリテーションの手法は NEAR 以外にも複数あり，他の手法の中には NEAR との共通点や類似点があるものもあります。

2節 方法

1. 治療構造

　NEAR は，参加者が 10 ～ 20 名程度，セラピストが 1 ～ 2 名の小集団で実施します。小集団で実施することで，学習を孤立するのではなく，他の人と関わりながら行うことが可能になります。患者が，それぞれの内容に取り組んでいる他患者の存在を感じたり，セラピストからフィードバックなどを得ることで，「自分もがんばろう」と動機づけが高まります。小集団で実施しても認知課題は個別に行うため，内容や進捗状況には個人差があります。随時導入方式という方法をとり，コンピューターを使うため，コンピューターの台数により参加可能人数の上限は決まりますが，空席ができたときに随時新しい参加者が加わります。新しい参加者は，NEAR の実施日程や場所，個別フォルダーに毎回記入するという新しいルーチンに慣れ，認知課題を新しく始めることが必要であり，セラピストの注目や時間を要します。随時導入方式であると，NEAR の中期や終期の患者はルーチンに慣れ，初期の患者が十分なセラピスト注目や時間を得ることが容易です。また，初期の患者が NEAR の先輩になる中期や終期の患者から認知課題内容について質問するといった参加者間のつながりも生まれます。NEAR のセラピストは治療者ワークショップを受けたことや精神疾患を持つ人の治療経験が必要ですが，職種を問いません。基本的に同じメンバーで認知課題セッションと言語セッションを行います。

2. セラピストの条件

　認知矯正療法の治療には，職種は問いませんが精神疾患を持つ人の治療に関わった経験があることが望ましいとされています。患者への関わりはもちろん，他の部署とのやりとりも必要になります。認知矯正療法実施者のための臨床家ワークショップと試験を受けた人がセラピストとなったり，他の臨床家のスーパーバイズを行います。セラピストが認知矯正療法について思っていることが，患者に伝播することが考えられるため，セラピスト自身が認知矯正療法を高く評価していることが大切です。

3．適用対象者

　適用対象者としては，年齢（13 ～ 65 歳）や知能水準（IQ70 以上）など，詳細についてはマニュアルに示されています。認知矯正療法が，重く慢性の精神疾患を持つ人で，かつ認知機能障害で苦しむ人のために開発されたことから，そのようなプロフィールを示す人が適用対象者になります。そのようなプロフィールを示す人で，日常生活で成し遂げたいこと，例えば就労，自立生活，家事などがある場合は，インテークを通じて認知機能障害と結びつけることができれば，さらに適用度が高まります。

4．頻度・期間

　NEAR では認知課題セッションを週 2 回，言語セッションを週 1 回行い，これを 6 か月行うことが標準期間として決められています。各セッションの長さとして，認知課題セッションは約 1 時間，言語セッションは約 30 分～ 1 時間が標準的ですが，デイケアなどで他のプログラムと時間をそろえる必要などのため，長さが前後することもあるでしょう。患者に認知課題セッションに週 2 回出席してもらうのは容易ではないかもしれませんが，出席率を一定に保つことが認知矯正療法の効果を得るためには必要と研究で示されています。患者のニーズによっては，6 か月に延長して 3 か月追加，6 か月追加という場合もあります。

5．インテーク

　NEAR に参加して認知課題セッションと言語セッションを始める前に，患者にインテークを受けてもらう必要があります。すでに患者がデイケアなどに属していて，その施設に対しては新患ではないかもしれませんが，NEAR インテークでは，認知や学習に関連した情報を面接やカルテから収集します。
　具体的には個人史の中で教育歴（特別支援学級や特別支援学校への通学歴），学習障害の有無，職歴（社名などだけでなく，どのような仕事をしていたのかや，期間），学習スタイル（独立対集団型，聴覚対視覚対体感型など）についての情報収集や，リハビリテーション目標（良くなったらどんなことをしたいのか［就学，就労，自立生活など］）について聞き取りをします。

また，患者の認知機能については，困難がある分野について他のセラピストや本人から聞き取り，簡単な認知機能課題を紙上やコンピューター上で試してもらい，認知課題の解き方の特徴（例：衝動的）を観察します。さらに正式に神経心理検査を使って認知機能を測定し，数値として客観的に記録する方法もあります。

6. 使用道具

(1) マニュアル

NEAR マニュアルとして星和書店から『「精神疾患における認知機能障害の矯正法」臨床家マニュアル 第2版』（Medalia et al., 2018 ／中込［監修］, 2019）が翻訳出版されています。NEAR 開始時に必要なコンピューターやソフトウエアの入手，インテーク，具体的な介入などについて書かれており有用ですが，海外で以前使用されていたソフトウエアへの言及などがあり，このマニュアルのみでは NEAR 開始は困難かもしれません。

(2) コンピューター

NEAR では特定のコンピューターやソフトウエアを勧めているわけではありませんが，患者1人にコンピューター1台が必要になります。NEAR グループが2つあるのであれば，1台のコンピューターを2人以上の人が共有することもあるでしょう。コンピューターは，以下に説明するソフトウエアを使えるスペックや互換性が整っていることが必要です。また，コンピューターは別の時間に他の目的に使われる場合もあるでしょうし，デスクトップ型である場合も，ノートブック型である場合もあります。さらに，コンピューターにはNEAR で使うソフトウエアが事前にインストールされていることが必要です。患者が使いやすいように，コンピューターにはマウスがつながれており，セッション開始時にはスイッチがすでに入り，ノートブック型であればふたが開いた状態になっていることが望ましいです。音声が出る認知課題に対応できるように，各コンピューターの音量を調節しておくことも必要でしょう。逆に音などがないほうが認知課題に集中しやすい人のために，ヘッドフォンなども用意できるとよいです。

(3) ソフトウエア

　NEAR ではコンピューターやソフトウエアを使うために，精神疾患を持った人がするとみるみる認知機能障害が改善されるかのような誤解を受けることがありますが，そのような魔法のようなソフトウエアはありません。どちらかといえばセラピスト介入のほうが重要です。ですから，NEAR 特有のソフトウエアがあるわけではなく，ソフトウエアの用い方によって NEAR らしくなる，と表現したほうが正確です。ソフトウエアで認知機能の訓練をしますが，実際の生活上では失敗場面に対する不快感が大きく，侵襲的である認知課題を，コンピューター上でシミュレーションとして使うために失敗に対するショックが少なく，対人的なストレスも少ないと予測されます。

　認知機能をターゲットにしたものならどのようなソフトウエアでもかまわないわけではありません。それ以外の条件にも NEAR に適したソフトウエアとして，文脈化，個人化，学習者制御がある程度できるものであり，頻繁な正誤答へのフィードバック，ヒントの呈示，最終的な答えを出す前に自分の回答を確認する機会，再挑戦する機会があると望ましいです。このうち文脈化，個人化，学習者制御については，以下で詳しく説明します。NEAR の認知課題を選ぶときに課題が構造化されているかどうか，も評価のポイントになります。高度に構造化された課題では，何をすることが求められており，どうすれば正解にたどりつけるかが明確に示されています。また最終地点（いわば，あがりやゴール）が明確に示されており，NEAR セッション時間内に到達できることが必要です。

　NEAR セッションでは，より基礎的な認知機能をターゲットにしたソフトウエア（あるいはその中の課題）からより高次の認知機能をターゲットにしたものに進み，課題の数は 1 セッションで 1 つか 2 つから始め，徐々に 1 セッションで 3 課題まで増やすことを目指します。

　これまで NEAR では，子どもや成人向けの学習用ソフトウエアを時には丸ごと，時には一部のみ用いてきました。しかし，版権の問題やコンピューターとの互換性の問題などもあり，CD-ROM からインターネット上でのみ使用可能なソフトウエアに移行しています（2020 年現在）。NEAR はアメリカで開発されたために，マニュアルで紹介されているソフトウエアが英語であったり，

NEAR に適した課題であっても，言葉の問題から患者には適していないことがあるので慎重に選択する必要があります。

7. 内容・認知領域
　ここでは NEAR で治療のターゲットにする内容を，認知領域の説明や具体例を織り交ぜながら説明していきましょう。

(1) 神経認知
　認知機能とは広義には神経認知以外に社会認知も含み，昨今精神医学の分野でも社会認知は注目されていますが，認知矯正療法 NEAR ではより狭義に認知機能を定義し，神経認知のみを扱います。

(2) 注意・集中
　必要な刺激に注意を向けたり，その注意を維持することです。注意を向ける先を必要に応じて切り替えたり，同時に2つ以上の刺激に注意を向けたり，他にも多くの刺激がある中で必要なものだけに注意を向けることも関連しています。例えば，映画のあらすじを追ったり，ガヤガヤと物音がする部屋で自分の話し相手だけに注目する，ということも注意が関連しています。

(3) 処理速度
　素早くある行為をすることです。ゆっくりだったり，もっと時間があれば同じことができる，ということもあるかもしれませんが，それでは処理速度を要する作業ではありません。ある程度のスピードを持って何かをすることです。例えば，飲食店で働くときに，レジ打ちをしたり，素早く客の注文を聞いて，厨房に伝えることなどがあります。

(4) 言語記憶
　言葉を使って情報を記憶している，ということです。言葉以外の画像や刺激の位置など視覚的で非言語的な情報を記憶しているのとは違います。例えば，人の言ったことを覚えていたり，ものの名前や単語を覚えていることがあげら

れます。新たな情報は，すでに知っていることが多いと関連づけが容易なため，事前の情報量も言語記憶に関連しているといえます。また言語記憶は神経認知の中で，精神疾患のある人の自立生活に最も関連しているといわれています。

　ただ，記憶には，刺激を取り入れ扱いやすいように置き換えること（符号化）→符号化した刺激を保つこと（貯蔵）→貯蔵した刺激を必要に応じて取り出すこと（再生）という複数の作業が必要であり，そのいずれかが欠けても，記憶に問題がある，という結果になってしまいます。ひとくちに記憶に問題があっても上記のステップのどこでつまずいているかに個人差があるため，精査が必要です。

(5) 作業記憶

　電話をかけるために番号を一瞬覚えているといったように，何かをするために物事を記憶していることです。買い物に行った先で類似品の中で値段が異なるときに何が最も安いかを把握したり，自分の持ち金はいくらかを覚えておいて予算内で買い物したり，計算に関して作業記憶を使うことがたくさんあります。作業記憶で覚えたものは作業が終われば忘れてしまうことも特徴です。統合失調症などの精神疾患ではこの作業記憶の働きが特徴的だと指摘されており，それについての研究もあります（Harvey & Sherma, 2002 ／丹羽・福田［監訳］，2004）。

(6) 言語流暢性

　言葉を次々に考え付き，言ったり書いたりすることです。検査場面では，言語流暢性といえば，例えば「り」で始まる言葉や，冬に関する言葉を次々に考えることを求められます。言語流暢性は日常生活では，人との会話や人付き合いなどに関連しています。言葉は大きな「意味ネットワーク」という地図のようなものに基づいて私たちの頭の中に整理されており，言葉同士の関連もこの地図上で示されています。「意味ネットワーク」が大きいほど1つの言葉から他の関連のある言葉を次々と考えつくことが容易になります。

(7) 問題解決

　いつものやり方やルーチンではうまく事が運ばず，自分で問題を解決し対応

策を考えることが求められます。例えば，予告なく電車の予定時刻が変わっている場合（問題）には，自分でそれ以降の接続車の時刻や，予定到着時刻に間に合うかを考え，状況によってはルート変更をしなくてはならないことが考えられます。ランダムに起こるトラブルに対して柔軟に対応することが求められます。

(8) 遂行機能

　遂行機能は高次の認知機能とよばれることもあり，他の認知機能と異なるものとして捉えられています。これまで説明した他の認知機能を総合的に使い遂行機能が発揮されます。他の認知機能を使い，物事を計画したり，推論したり，判断したりするような複雑な認知機能です。例えば，食事のために複数の料理を同時に完成させることが求められていれば，材料を買い出し，各料理を異なる時間に計画的に作り始めたり，ない調理器具や材料があれば，推論や判断に基づいて別のもので代用することが必要になります。

8．言語グループ

(1) 目的

　言語グループの目的は，認知課題セッションで訓練した認知機能が実生活ではどのように使われるのかというつながり（橋＝ブリッジ）を明確にすることです。NEAR では，認知課題セッションと実生活に橋をかけるという意味で，言語グループをブリッジンググループとよぶことがあります。コンピューターを使った認知課題セッションで「何のために認知機能を訓練しているのか？」という理由が，言語グループで明らかになることで，患者の認知機能を改善しようという動機づけが強くなることをねらっています。統合失調症のような精神疾患を持つ人の中には認知課題セッションから実生活への認知機能の般化を困難と感じる人がいるため，言語グループが NEAR にあるのは大切なことです。

(2) グループ種別区分

　言語グループは，NEAR マニュアルにより種類が大別されていますが，種別は参考程度として，認知機能に関わる集団活動ができれば目的が達成できた

と思われます。

　2009年にオックスフォード大学出版より出版された第一版のNEARマニュアル『*Remediation of cognitive deficits for psychological disorders.*』（Medalia et al., 2009）で解説されている言語グループは，大別して認知機能について話し合うものと，認知機能を使って活動するものの2種類になります。

　2018年に同じ出版社から出された第二版のNEARマニュアル『*Remediation of cognitive deficits for psychological disorders*(2nd).』（Medalia et al., 2018）では，NEARへの入門，問題解決など特定の認知機能に関するもの，認知行動療法の枠組みを応用したもの，コミュニケーションについてのもの，健康についてのものから構成されています。

9．介入テクニック

　NEARの介入テクニックとして，誤りなし学習，反応形成，肯定的フィードバック，プロンプト，モデリング，般化，個人化，学習者制御があげられます。

（1）誤りなし学習

　誤りなし学習は，無誤謬^{むごびゅう}学習，無誤学習またはエラーレス学習と表記されることもあります。NEARでは認知リハビリテーションを学習として捉えています（Medalia & Choi, 2009）。何かを学ぶときにいきなり難しそうな課題を出されると，やる気（動機づけ）が失せますが，逆に簡単すぎる課題を出されても，自分が馬鹿にされている気がしてやはり動機づけがそがれます。最初に，自分でできるががんばらないと少し難しい程度の課題をし，そのレベルでエラーなく課題ができるようになれば，さらに少しだけ難しい次のレベルの課題に進むのが誤りなし学習です。NEARでは，まず1つのレベルで失敗なく課題がこなせることが必要になるので，失敗して「間違いです」というような否定的なフィードバックを得たり，その結果落胆したり自己評価が低くなる機会をできるだけなくします。誤りなし学習では，突然衝動的に難易度が高すぎる課題に取り組まないようにします。より簡単なレベルで力をつけた後に課題の難易度を上げていくことで，失敗体験，挫折感，低い自己評価がなく，「自分

はできる！」という成功体験から動機づけを高めます。

(2) 反応形成

　ある行動をひと塊ではなく小さいパーツやスモールステップに分けることで達成を容易にします。難易度が高すぎる行為をいきなりしようとすると失敗が考えられますが，小さいパーツに分かれていることで難易度が下がり，達成が可能になると考えられます。例えば，NEARのセッションへの出席率を上げたいとします。最初は頻度を高くし，頻繁（毎週など）に皆勤を祝うような賞状を出し，徐々に賞状を出す頻度を下げる（毎月など）ことで，患者本人が出席を安定して行うことを目指しています。

(3) 肯定的フィードバック

　認知課題への取り組みそのものに対する肯定的フィードバックがあり，「よくがんばっていますね」や「その調子です」などと伝えられると，そのような取り組みを続けようという動機づけが高まります。このような肯定的フィードバックは，コンピューター上の認知課題の中に組み込まれていることもあれば，セラピストが伝える場合もあります。このような肯定的フィードバックは，NEARの最初は全体的なものとして比較的容易に与え，数か月と進んだ段階ではより具体的な課題の解き方に対するものなど難易度を高くすることが考えられます。

　また，認知課題に対する回答が正解である，あるいは間違っているというフィードバックを得ることで，課題の正解に対するヒントを得る場合があります。

　認知課題が数段階を経て回答にいたる場合，途中の回答が正しいあるいは間違っているというフィードバックを得ることで，回答を続けたり修正したりすることが可能になり，最終回答までの認知課題への取り組みを続けられます。

(4) プロンプト

　認知課題への正解を示すのではなく，正解にいたる方法を示すことをプロンプトとよんでおり，言語的プロンプトと非言語的プロンプトがあります。例え

ば答えにいたるためにメモ帳の中にしまっておいたヒントを見る必要があるとすると，プロンプトを用いるセラピストが「メモ帳を見ましたか」と言語的にたずねる場合と，非言語的に無言でメモ帳を指差す場合があります。

(5) モデリング

モデリングは患者がセラピストをお手本にして模倣することをさします。認知課題の取り組み方に特定の手続きが必要な場合など，その特定の手続きをセラピストがお手本として見せます。

(6) 般化

言語グループの説明と重複しますが，コンピューターを使った認知課題セッションで訓練した認知機能が，実生活でも利用可能になるように移行することを般化といいます。コンピューターの認知課題ではできない機能であり，セラピストが「今と同じことを生活の中で使うのはどんなときですか」とたずねることなどが考えられます。

(7) 個人化

認知課題をする際にコンピューター上で自分の名前でログインをし，自分の進捗状況を記録したり，認知課題を進めるためのキャラクターを自分の好みのものとして選んだり作成することで，認知課題を自分仕様にし，個性を与えることを個人化といいます。誰が認知課題をしてもまったく同じなのではなく，自分仕様に変容可能なことで，愛着がわいたり自分のものとしてやる気が高まります。このような個人化は，学校や施設で他者と同じロッカー，机や本に自分仕様の印をつけるなどして他者のものと区別をつけ，学校や施設での居心地の良さや勉学への動機づけが高まるのと似ています。

(8) 学習者制御

認知課題が学習者，つまり患者が自分の使いやすい状態に合わせて調節できることを学習者制御とよびます。認知課題の中で，認知機能の種類など治療に中心的な部分が学習者制御であると，セラピストにとって困難であり良い認知

課題とはいえませんが，課題の表示法や，選択肢，音声や，ヒント表示の有無など，認知課題の中で必ずしも治療に中心的でない部分が調節可能であることで，患者は，制御感を強め，認知課題への動機づけを高めます。

3節 効果について

1. 効果研究の傾向

　NEAR以外の手法も含まれていますが，治療効果を調べた効果研究を多数比較研究したメタ分析という手法を用いて，平均的な治療効果は中程度であるとMcGurkらにより報告されています（McGurk et al., 2007）。NEARでは，注意（Choi & Medalia, 2010），処理速度（McGurk et al., 2007），即時記憶と学習（Lee et al., 2012），遅延言語記憶（Rogers & Redoblado-Hodge, 2006）が改善することがわかっています。認知リハビリテーションの効果研究では，患者の病状が全体的に改善し，認知機能の改善もその一部であると混同されてしまうことがないように精神症状も同じ研究内で測定することがあります。また認知機能の改善が日常生活にどのような影響を与えるかを明らかにするために，社会機能が測定されます。

　効果研究では，治療要因と，患者側の要因に分けて評価している研究が見受けられます（Medalia & Richardson, 2005）。実際にNEARを実施する際には，セラピスト側が配慮すべき要因がわかって役立つといえるでしょう。しかし，発表されている効果研究は国外のものが多いので，治療の仕組みや使用するソフトウエアなど国内特有の事情を反映せず，直接の応用が難しい点があります。

2. 効果を高める要因

　認知リハビリテーションは，精神科デイケアのように包括的な精神科リハビリテーションと併用するのが最も効果的です（Medalia et al., 2016）。これは，人工的に整ったジムで集中的な筋力トレーニングをするだけではなく，実際にスポーツをするなどして鍛えた筋肉を使う機会があるとより意味のある形で筋

肉が発達していくのに似ています。

　NEARでは，繰り返して同じスキルを練習するドリル型アプローチと，自分に効果的な課題への取り組み方を考えて取り組む方略型アプローチの両方を使うように患者は勧められますし，認知リハビリテーションではこの組み合わせが治療効果を高めるのに有効であることが示されています（Wykes et al., 2011）。

　治療効果に関連した他の要因としては，患者の認知機能水準，臨床的安定度，動機づけ，病相期があります。最後にこの４つに関する説明をして，本章を締めくくりたいと思います。なお，認知機能水準，臨床的安定度，病相期が違う患者が対象になる場合，NEARの実施期間やリハビリテーション目標を調整する必要があることにも留意してください。

（1）認知機能水準

　患者を治療開始前の認知機能水準が低い群と高い群に分けた場合，低い群に属するほうが治療効果は高く，認知機能の改善がより多くみられます（Twamley et al., 2011）。認知機能水準が低い患者では，能力が伸びる余地が多いのかもしれません。

（2）臨床的安定度

　認知機能改善療法全体の研究ですが，症状が活発にある臨床的に不安定な患者群と，症状変化が少なくなり臨床的に安定している患者群を比較した場合，臨床的に不安定な患者も認知機能改善療法により認知機能が改善する可能性があるといわれています（Twamley et al., 2011）。しかし，症状が活発にある臨床的に不安定な患者には，症状がある状態でのNEARへの参加をどのように可能にするか実施方法の調整が必要です。

（3）動機づけ

　動機づけは，自記式尺度や，参加満足度報告，セッションへの出席率（Medalia & Richardson, 2005），動機づけ面接のNEAR前の施行（Fiszdon et al., 2015），と多様な方法で測定されてきました。動機づけが高いと治療効果がより大きい

ことがわかっています（Medalia & Richardson, 2005）。

(4) 病相期

　認知機能改善療法全体の研究ですが，病相期が初期の患者群と慢性期の患者群では，初期の患者群のほうが認知機能の改善がより多いと報告されています（Bowie et al., 2014）。ただ病相期が初期の患者の中には，統合失調症のような精神病圏の病を発症する人とそうでない人が含まれることがあるので，比較は難しいかもしれません。

第 5 章

就労支援に特化した
認知機能リハビリテーション

VCAT-J

---

1 節　VCAT-J の理論と概要

1. 考え方，理論，開発までの経緯：統合失調症を持つ人の認知機能障害と就労転帰

　統合失調症を持つ人の認知機能については，1980 年代から大規模な検討が行われており，記憶，注意，遂行機能など複数の領域で健常成人と比べた場合，一貫した機能低下が報告されています（Bortolato et al., 2015）。9048 名の臨床群データを用いたメタ分析でも取り上げられているすべての認知機能領域（処理速度，IQ，言語能力，流暢性，作業記憶，運動速度，エピソード記憶，空間視覚と問題解決，遂行機能，持続的注意）で，健常群と比べ中等度から重度の障害に相当する大きな差があることが改めて示されています（Schaefer et al., 2013）。

　Green と Nuechterlein（1999）による報告以降，認知機能は統合失調症を持つ人の社会的転帰に影響を与える要因として多くの知見が報告されるようになっており，近年では精神症状と同様に重視されるようになっています。

Tsang ら（2010）は 1998 ～ 2008 年に出版された論文をもとにシステマティックレビュー等を実施し，教育年数や陰性症状，社会的なサポートとスキル，年齢，職歴，リハビリ参加の有無などとともに，就労転帰に非常に強い関連が見出されたのは認知機能であることを報告し，薬物療法と合わせて認知機能へのリハビリテーションを実施することの有用性について言及しています（Tsang et al., 2010）。

2. 認知機能リハビリテーションと就労支援の組み合わせによる支援

　このように関連が深い認知機能と就労転帰ですが，この両方のアウトカムへアプローチを試みる支援技法として，認知機能リハビリテーションと援助付き雇用モデルによる就労支援（Supported employment: SE）の組み合わせに関する知見が蓄積されつつあります。

　海外ではコンピューターソフトを使った認知機能リハビリテーションと就労支援を組み合わせた支援に参加した者と，就労支援のみに参加した者とを比較した結果，前者のほうが就労率や賃金等の就労関連指標が良好であったとの研究がみられるようになっています。これらの研究の共通点としては，①トレーニングの課題としてコンピューターソフトを用いていること，②認知機能リハビリテーションと並行して SE か，もしくは SE の一類型でありより厳しい原則を持つ Individual Placement and Support（IPS）を実施していること，③コンピューター・トレーニングと就労支援の間を橋渡しが実施されていること，があげられます。このうち，McGurk らの研究グループによる「Thinking Skills for Work Program（TSW）」とよばれるプログラムがVCAT-J（Vocational Cognitive Ability Training by Jcores）のひな形となっています。

　TSW は，以下の支援要素を含む総合的な就労支援プログラムです（McGurk, 2005）。

　　①専用ソフト「Cogpack」を用いた認知機能リハビリテーション：本プログラムで実施されるコンピューター・トレーニングでは「Cogpack」*とよばれるソ

---

* 　COGPACK. Ladenburg, Germany: Marker Software.

フトを用いている。「Cogpack」は精神障害を持つ人のための認知機能リハビリテーション用ソフトであり，注意，集中，精神運動速度，学習，記憶，遂行機能の6つの領域をトレーニングするための短いゲーム課題がパッケージになっている。トレーニングは1回45〜60分のセッションが1週間に2〜3回，おおむね12週間実施される。トレーニングにあたっては，徐々に難易度が上がることで最後までゲームに楽しく取り組めるように工夫されている。

②求職のための支援（Job Search Planning）：認知機能リハビリテーションの専門家（認知機能リハプログラムの実施者）とSEの専門家（Employment specialist: ES）が同席し，参加者の求職活動の計画を立てていく。この際，SEの原則でもある参加者の志向性や興味を尊重することと同時に，認知機能上のストレングス（認知機能リハビリテーションによって得られた認知機能）を改善したり苦手な課題をカバーする方略も伝え，参加者が必要とする仕事上のパフォーマンスを補うため，持続的な認知機能障害に対する支援についても検討する。

③職場定着のための支援（Job Support Consultation）：就職が決まった後も，認知機能リハビリテーションの専門家とESは参加者とともに，あるいは参加者がいない場合でも定期的にミーティングを開き，参加者が職場で認知機能を適切に発揮するために取り組むべき課題をどのように支援するか話し合う（例えば，集中力が続かない場合にどのくらいの間隔で休憩をとればいいか検討する，耳から入ってきた情報を記憶することが難しい場合にメモやレコーダーの使用を提案する，など）。この支援では認知機能リハビリテーションで得られた参加者の認知機能上の特徴を参加者自身やESに伝えること，また持続的な認知機能障害の影響を最小限にするために環境調整を検討することが推奨されている。

　TSWは国内でも臨床研究が実施され，後述のように一定の効果があることが確認されています（Sato et al., 2013）。しかし「Cogpack」の権利を持つドイツの企業から研究活動の一環としての使用しか許可されなかったため，筆者たちはオリジナルソフト「Jcores」を開発し，このソフトを使った一連の支援プログラムを「ＶＣＡＴ-Ｊ」（ヴィーキャット ジェイ）という名称としました。「VCAT-J」は「TSW」をお手本にしていますが，日本の支援の現場で使いやすいように工夫をしています。

3．アプローチの特徴

　他の認知機能改善療法と比べた際の VCAT-J の特徴は，統合失調症のような重い精神障害を持つ人の就労支援の後押しをするために認知機能リハビリテーションを活用する点にあります。VCAT-J は「Jcores」を用いた認知機能リハビリテーション（コンピューター・トレーニング＋コンピューター・トレーニングによって得られた気づきと職場や日常生活を橋渡しするブリッジング・セッション）と SE モデルによる就労支援の 2 つの支援要素で構成されています。

2 節　方法

1．治療構造と実施の流れ

　VCAT-J における認知機能リハビリテーションの流れは表 5-1，表 5-2 のようになっています。認知機能リハビリテーションの支援要素の中では，コンピューター・トレーニングが注目されることが多いですが，ブリッジング・セッションと中間 / 最終振り返りもとても重要です。

表 5-1　全体のおおまかな流れ（VCAT-J 研究会 研修会資料より）

①認知リハ開始前	参加動機（VCAT-J 終了後にどのような活動をしていたいか）や認知リハの目標（認知機能に関連した目標）を確認。
②前半	初回は，リラックスした雰囲気で認知リハに参加した動機や目標を語ってもらう。以降の前半では，取り組んだゲームについて話し合い，徐々に認知機能や就労との関係について話を進めていく。
③中間振り返り	中間振り返りを行う。前半で評価した取り組む姿勢や認知特性を話し合い，後半に向けての課題を再設定する。
④後半	後半では，ブリッジング（橋渡し）を意識したセッションにする。具体的には，作業効率に影響を及ぼす要因（嗜好性や環境面），就労場面での本人のつまずきパターンや対処方法を検討する。その際，苦手な認知機能や弱点ばかりに焦点を当てたセッションとならないよう，ストレングスモデルの視点を意識する。
⑤最終振り返り	認知リハ終了前に個人面接を行い，認知リハ全体の振り返りと，今後の支援の方向性を確認する。

表 5-2　VCAT-J 全体の進行表（VCAT-J 研究会 研修会資料より）

コンピューター・トレーニング	言語セッション	面談，振り返り
		認知機能リハの説明 参加動機や目標の確認
1-2 回：PC やゲームに慣れる	初回：認知機能の定義	通常の就労支援に関する面談の中で，認知機能リハの過程で明らかになった課題にも触れ，就労場面での自分の作業パターンについて気づきを促す
3-10 回：ゲームを楽しむ，自分の作業パターンを意識してゲームに取り組む	2-5 回：各ゲームの理解，自分の得手・不得手の理解と参加者同士の情報交換	
11-12 回：複合ゲームが追加	6 回：複数同時処理が必要な場面についての検討	
		中間振り返り
13-14 回：自分の好みを踏まえてゲームの順番を変えるように教示 15-16 回：スピードや正確性を意識させる教示	7-10 回：中間振り返りやコンピューター・トレーニングの各回で明らかになった個人の課題について話し合い	中間振り返り前の面談と同様の取り組みを実施，ただし，後半になるにつれて就労通常の就労支援に関する面談の中で，認知機能リハの過程で明らかになった課題にも触れ，就労場面での自分の作業パターンについて気づきを促す
17-18 回：音や人の気配など集中力を妨げる干渉刺激を提示しながらトレーニングを実施 19-20 回：スタッフから曖昧な指示や直前の指示を行った上でトレーニングを実施		
21-22 回：時間の管理や難易度の調整を参加者自身が行うように教示 23-24 回：ゲーム中に電話を鳴らして取るように教示するなど，実際の職場環境で起こりそうなストレッサーを提示してトレーニングを実施	11 回：自分の特徴ワークシートの作成 12 回：総括	
		最終振り返り

(1) コンピューター・トレーニング

　「Jcores」を用いたトレーニングは個別で行うことも不可能ではありません。しかし，基本的にはグループでの実施が推奨されています。これは，コンピューター・トレーニングで得られた自分の作業パターンに関する気づきや疑問を同時期に就労という目的を持った仲間と共有することで，参加者により多くの行動上の望ましい変化を引き起こせると考えられるためです。

コンピューター・トレーニングは壁際のデスクに一定間隔で設置されたパソコンを1人1台使って実施することが理想的です。しかし場所の確保やパソコンの形状，用途などの事情で，こうしたセッティングが難しい場合もあると思われます。この場合には，移動式の机を部屋中央にロの字に置く，またこれも難しい場合にはスクール形式のままでノートパソコンをトレーニングのときだけ移動して使うことも行われています。機関内で使える場所やパソコンの台数などを考慮して，無理のない配置にするとよいでしょう。いずれの方法でも，参加者5〜8名に対してスタッフが最低2名いることが望ましいです。

　参加者は各自にあらかじめ配布されているワークブックに沿って，ゲームを進めていきます。ワークブックの中には，その日に行うゲームの種類と難易度が示されており，これを基準にしてゲームに取り組みます（記載されているゲームの難易度やゲーム数がその人に合わない場合には適宜スタッフが調節をします）。またゲームを始める前の「やる気」「疲労感」やゲーム中の「集中力」，ゲームが終わった後の「疲労感」「達成感」「気分の安定度」などの度合い，その日に取り組んだゲームのうち，うまくいったゲームと難しかったゲーム，全体の感想などを記入する欄も設けられており，その日の取り組みを振り返る際の資料にできるようになっています。

　参加者がゲームに取り組む間，スタッフは移動しながら各参加者の取り組み方を観察し，適宜サポートをしながらその人の持つ作業パターンのストレングスと課題についてアセスメントを行います。

(2) 言語セッション

　コンピューター・トレーニングで得られた気づきを参加者の日常生活や仕事場面での課題と橋渡し（ブリッジング）することで認知機能リハビリテーションの効果を高め，確実に求職活動に結びつける役割を果たす意味で大変重要な支援です。

　言語セッションで扱う話題はトレーニングの時期によって異なります。全12回のうち，初回では認知機能リハビリテーションへの動機づけを高める目的で，参加者ごとに具体的な課題設定を行い，並行して認知機能の定義を行います。「作業記憶」「流暢性」「遂行機能」といった認知機能の下位分類の名称

は専門職にはなじみがありますが，参加者にとってはわかりづらいものです。また「注意」という機能の捉え方も個人によって微妙に異なっています。そこで初期の段階で「このグループでは『注意力』や『記憶力』をこのように考える」という共通認識を持つことで，その後の言語セッションでの話し合いがスムーズに行えるようになります（表5-3）。

　その後のセッションでは，2～5回ぐらいまでの間に各ゲームへの理解を深め，自分の得意なもの，苦手なものについて参加者が言語化し，お互いに共有できるような取り組みを行います。例えば，注意領域のゲームである「もぐら叩き」ゲームでは，ハンマーの叩く方向を意識することやどこから出現するかの予測を立てることが高得点を得るためのコツですが，こうした点に自ら気づく参加者となかなか気づかない参加者がいます。それぞれのゲームにコツがありますから，各人で得意なゲームについて自分なりのコツを発表し，不得意なゲームについては他の参加者の意見を聞いて次回の参考にする，というような話し合いが続きます（表5-4）。

　6回目では直前に実施するコンピューター・トレーニングの第11，12回で初めて参加者が取り組む総合ゲーム（「サクサクお買い物」）を通じて，複数課題の同時処理について話し合いを実施します。テーマは，早く，正確に，できるだけ安く買い物を行うための工夫（効率的な店内の移動やタイムセールの使い方のコツなど）から，ルールを理解しづらいと感じたときの自分の行動パター

表 5-3　認知機能の定義付け（例）

注意	あるターゲットを見つけ出す力（選択的注意） 課題をこなすのに必要な持続的な力（ビジランス）
処理速度	前の処理が完了しないと次の処理に取り掛かれない（逐次処理） 複数の情報処理操作を行う力（並列処理）
言語性記憶	人の名前を覚えておく，想起しやすくする工夫として符号化する力
作業記憶	一時的に（30秒程度）保持された後にすぐに利用されるような情報※を記憶する力 ※目で見える情報，耳で聞いた情報の両方を含む
流暢性	会話がうまくなるために必要な力，言葉の引き出し カテゴリー分類する力
遂行機能	先読みする力，計画を立てる力，問題を解決する力

表 5-4　自身の得意・不得意を知る（例）

ゲーム名	ゲーム内容	参加者 A	参加者 B	参加者 C	工夫点
ピックアップ	ベルトコンベアに流れてくる花を見本に従って選別する		○	△形と色を識別するのが難しかった	正解の花を覚える
比べよう	左右に並んだ数字や文字が同じか異なるかを判断する				
イラストの記憶	絵と言葉を組み合わせで選ぶ	△途中のクイズで覚えたものを忘れた			✓ 復唱する ✓ カテゴリー化する ✓ 途中のクイズは無視
並べ替え	提示された文字を並び替えて単語を作成				
駐車場脱出ゲーム	ブロックを移動し（前後，左右）キャラクターをゴールへ導く		△ 途中でパニックになった		開始前にイメージする
言葉探し	16 文字から単語を探し出す				
モグラ叩き	穴からモグラとキノコが出現。モグラのみ叩く	○		○	

○：得意・うまくいったゲーム　　△：苦手・難しかったゲーム

ンの検討，「買い物リストを覚える」作業のような日常生活で頻回に使う作業記憶に苦手意識がある場合の対処法の産出などです。

　7 ～ 10 目目は前半の取り組みを踏まえて「中間振り返り」（後述）で合意した目標を意識して話し合いを行います。

　11 回目にはこれまでの言語セッションで明らかになった自分の作業パターンを整理した「自分の特徴ワークシート」（表 5-5）を話し合いながら各自が作成し，12 回目で総括をして終わる，というのが標準的な流れになります。

（3）中間 / 最終振り返り

　認知機能リハビリテーションの重要なポイントはコンピューター・トレーニ

表 5-5　自分の特徴ワークシート（例）

◆認知機能に影響を及ぼす要因や職場で想定される状況を整理する。

成果に影響を与える要因		VCAT-J ではどうだったか	職場ではどうなりそうか
緊張	緊張するとき	言語セッションで発言するとき 初めてのゲームに取り組むとき 全問正解できるかと考えたとき 後ろから見られているとき	人前で話すとき 初めての課題に取り組むとき ミスが許されないとき 担当スタッフから見られているとき
不安	不安を感じるとき	ルールがよくわからないとき 参加するメンバーを知らないとき 誤った発言をしないかと考えたとき	課題のやり方が分からないとき やることがないとき 担当スタッフが不在の日
苛々	苛々するとき	ミスを繰り返したとき 他人の声が気になるとき 正解なのに不正解となったとき	会計計算が合わないとき 周りで話し込む人がいる ルールを守らない人を見たとき
疲れ	疲れやすい状況	苦手・難しいゲームのとき 長時間集中したとき 寝不足時	目的が不明瞭なとき 同じ仕事ばかり繰り返すとき 次々と仕事が変わるとき
	疲れを自覚するサイン	スコアが落ちている 頭が重い，ボーっとする 行動がゆっくりになる 気持ちが空回りする ため息が出る	ミスが出る クレームを言われる 目の焦点が合いにくくなる 緊張が長く続いたとき 仕事のスピードが下がる
休憩	自分に合った休憩のとり方（時間，周囲の環境など）	目を閉じて何も考えない 決まった時間に休む いったん外に出る コーヒーを飲む	いったん離席する トイレに行き，気分転換 一人では休憩しづらい 疲れる前に休憩をとる

ングで得られた作業パターンに対する気づきや課題をいかに日常生活や職業生活に応用するか，またそのための支援をどう行うか，という点にあります。VCAT-J では，TSW における「求職のための支援（Job Search Planning）」や「職場定着のための支援（Job Support Consultation）」に該当する取り組みとして，認知機能リハビリテーションが半分終わった時点での中間振り返りと，すべてのセッションが終わった時点での最終振り返りの実施を推奨しています。これらの振り返りは参加者，認知機能リハビリテーション担当者，ES の三者で実施します。認知機能リハビリテーション担当者がコンピューター・トレーニングへの取り組みをもとにアセスメントした作業の得手，不得手について参加者と ES に説明し，この情報をもとに参加者と ES で実際の求職活動や

職場での困り事への対処方法を考えます。例えば，認知機能リハビリテーション担当者から「注意力がとても優れており，細かな作業を忍耐強くできることが強みだが，途中で電話を取るなどの作業がはさまるとそれまでの流れが思い出せなくなってしまうようだ」というようなアセスメントを受けて，参加者とESは「スーパーの品出しなどは最初のステップとして向いていると思うが，作業を小分けにしてその間は1人で集中して仕事ができるように，店舗に合理的配慮をお願いしてみよう」といった求職にあたっての計画が立てることができます。

2. 頻度・期間

　TSWの実施方法を参考に，集団で実施する場合にはコンピューター・トレーニングが週2回，言語グループを週1回，いずれも40〜60分程度実施するのが標準的です。参加者の通所回数を最小限にするため，週1回はコンピューター・トレーニングのみ，週1回は前半にコンピューター・トレーニング，後半は言語セッションを行って，合計週2回の通所で実施することを推奨しています（表5-6）。このようなスケジュールでコンピューター・トレーニングを計24回，言語セッションを計12回実施すると実施期間は3〜4か月となります。

　なお，個別で実施される場合の標準的な実施方法は現状でも確立していません。ただ例えば就労移行支援事業所のような地域の支援機関で実施する場合，定期的な面談の前半は履歴書の書き方などの相談にあてて，後半はコンピューター・

表5-6　VCAT－Jのスケジュール例

【集団で実施する場合（標準的な実施方法）】

実施スケジュール例	月	火	水	木	金
コンピューターセッション（45〜60分程度）		○			○
言語セッション（40〜60分程度）					○

【個別で実施する場合（案）】

実施スケジュール例	月	火	水	木	金
コンピューターセッション（20〜30分程度）	○		○		
言語セッション（20〜30分程度）					○

※集団でも個別でもコンピューターセッションは週2回，言語セッションは週1回の実施は同じ。
※個別の場合，例えば普段の就労支援のための面接の後半を認知機能リハビリテーションにあてることも可。

トレーニングやその振り返りにあてる，という方法も一案ではないかと思います。

3. 使用道具

　2015年以降，毎年1回のペースでVCAT-J研究会主催の1日研修会を実施しています。「Jcores」の頒布に関する誓約書に同意した上でこの研修会に参加すると，「Jcores」ソフトやトレーナー用マニュアル（図5-1），参加者用ワークブック（図5-2）を入手することができます。また，筆者らが評価に用いている「統

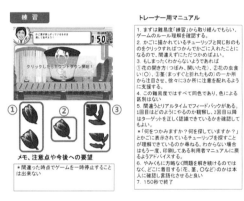

図 5-1　トレーナー用マニュアルの一部（VCAT-J
　　　　研究会 研修会資料より）

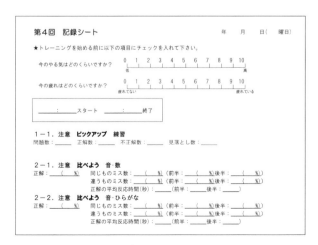

図5-2　参加者用ワークブックの一部（VCAT-J研究会 研修会資料より）

合失調症認知機能簡易評価尺度日本語版（Brief Assessment of Cognition in Schizophrenia Japanese version: BACS-J）」の検査ツールは，本稿執筆時点（2020年）ではアメリカの NeuroCog（https://www.neurocogtrials.com/）という企業が販売をしています。ただ BACS-J のような検査用具は費用もかかり，地域の支援機関などでは実施が困難な場合も考えられます。海外では BACS の簡易版の開発が施行されており（Kaneda & Keefe, 2015），国内では，職場における当事者の行動を他者観察することで，認知機能の評価を試みる「Vocational cognitive rating scale（VCRS）日本語版」の開発も進められています（佐藤，2016）。

4．内容・認知領域

　「Jcores」を用いた認知機能リハビリテーションでは，以下のような認知機能群のトレーニングが意図されています。

（1）神経認知機能

　「Jcores」を立ち上げると最初に図5-3のようなトップ画面が表示されます。トップ画面の「ゲーム」をクリックすると図5-4のようなゲーム選択画面に遷移し，希望のゲームを選ぶことができます。ゲームは下記の7つのカテゴリーが設定されており，カテゴリーごとに2〜4程度の小ゲームが含まれています。

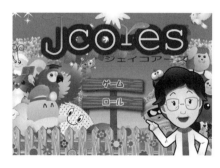

図 5-3　「Jcores」トップ画面（©VCAT-J 研究会）

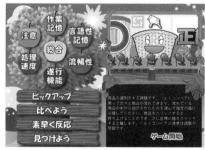

図 5-4　「Jcores」ゲーム選択画面（©VCAT-J 研究会）

①作業記憶

　　貯金箱：硬貨の出入りする貯金箱の中の金額を当てるゲーム。

　　神経衰弱：移動するカードの位置を覚えて，数字のペアを作るゲーム。

　　並べ替え：1つずつ提示される文字を覚え，並び替えて単語を作るゲーム。

　　読んで覚えて：一定時間内に文章を読んで，後で質問に答えるゲーム。

②言語性記憶

　　言葉の記憶：文字で提示された複数の単語を覚え，後で再認するゲーム。

　　音声の記憶：音声で提示された複数の単語を覚え，後で再生するゲーム。

　　イラストの記憶：複数のイラスト（図柄）と対応する名称（文字）を覚え，
　　後で再認もしくは再生するゲーム。

　　日常の記憶：提示される複数の場面や風景を覚え，後で質問に答えるゲーム。

③流暢性

　　しりとり：決められた文字数でしりとりをするゲーム。

　　山手線ゲーム：時間内に指定されたカテゴリー（例：花）に合った単語を
　　できるだけたくさん答えるゲーム。

　　言葉探し：4×4のマスに1文字ずつ入っている合計16文字の中から単語
　　を探し出すゲーム。

④遂行機能

　　つなげよう：提示されるルールに従って，文字と数字を結んでいくゲーム。

　　迷路に挑戦！：障害物を避けてできるだけ早く迷路のゴールにたどり着く
　　ゲーム。

　　概念の切り替え：次々に切り替わるルールに基づいて，正しい選択肢を選
　　ぶゲーム。

　　駐車場脱出ゲーム：前後か左右にしか動かないブロックを移動させて，画
　　面中央のキャラクターを駐車場から脱出させるゲーム。

⑤処理速度

　　落下ボール：画面上部から落ちてくるボールを，受け皿を左右に動かして
　　受け止めるゲーム。

　　モグラ叩き：ランダムに画面に提示されるモグラとキノコを区別し，モグ
　　ラだけを早く，正確に叩くゲーム。

　　旗揚げ：指示に従って旗を上げ下げするゲーム。

　　タイピング：提示された文字や文章をソフトウエアキーボードで早く正確
　　に打ち込むゲーム。

⑥注意機能
　　　ピックアップ：ベルトコンベアに流れてくる花を見本に従って選別するゲーム。
　　　比べよう：左右に並んだ一組の数字，文字，図柄，記号の異同を判断するゲーム。
　　　素早く反応：最初に見本となる刺激（文字や数字等）を覚え，その後短時
　　　　間に次々と提示される刺激を見て，見本と同じものだったときにクリッ
　　　　クするゲーム。
　　　見つけよう：たくさんの刺激の中から指定された刺激をできるだけ早く見
　　　　つけ出すゲーム。
⑦認知機能の複数同時処理，および遂行機能の中の目的を持った行為の実行
　　　サクサクお買い物：早く，正確に，できるだけ安く買い物を行うゲーム
　　　サクサクお仕事：提示される複数の作業を時間内に効率よくこなしていく
　　　　ゲーム。

(2) 自分の作業パターンへの理解力

　コンピューター・トレーニングが後半に入ると，スタッフから「絶対間違え
ないで」「できるだけ早くやって」「途中で電話をとって」といった教示がなさ
れます。これは職場で行われるであろう指示を模擬的に再現することを意図し
ています。より職場場面に近い状況で作業をすることによって，特にストレス
状況下での自分の作業パターンに対する理解を深めることができ，自分の作業
パターンへの理解力を鍛えることにつながります。

　ただこうした教示に基づいて作業を行うことを負担に感じる参加者もいま
す。トレーナーマニュアルに示されている教示内容や実施時期はあくまでも目
安です。スタッフは予想される職場でのストレス耐性を参加者ごとに丁寧にア
セスメントし，適切な時期にこうした教示下でのトレーニングを提供すること
が大事です。

5. セラピストの条件

　学歴や職種は問いませんが，本節の3. で紹介したVCAT-J 研究会主催の1
日研修会に参加することが義務づけられています。また日頃，重い精神疾患の
支援に携わっている人のほうが習熟しやすいと思います。

6. 適用対象者

　VCAT-J は一義的には就労支援のためのプログラムですので，就労を希望している統合失調症を持つ人が最も望ましい対象者といえます。特に SE のような個別性の高い地域ベースの就労支援を受けてもなお，一定期間就職できない，もしくはせっかく就職しても短期間で離職してしまうような人たち（海外では vocational services non-responder とよばれることがあります）は「自分の作業パターン」をよく知ることが就職を後押ししたり，離職を防止したりする可能性があります。こういった "vocational services non-responder" に該当する人に特に勧めたいプログラムといえます。

3 節　効果について

1. 欧米での報告

　VCAT-J の前身プログラムともいえる TSW について，McGurk らの研究グループがいくつかの効果検討を行っています。

　初期には，①現在競争的就労では雇用されていない，②現在も競争的就労による雇用を望んでいる，③現在保護的就労プログラムに参加している，④かつて 3 か月以内の解雇など就労上の失敗経験を持っている，などの研究導入基準を満たした統合失調症圏の疾患を持つ人を対象とした研究結果を報告しています。これらの対象者は，TSW に参加する群（以下，TSW 群 29 人）と援助付き雇用にのみ参加する群(SE のみ群 15 人)の 2 群に分かれて支援を受けました。開始前と開始から 3 か月後にいくつかの神経心理学的検査と精神症状評価が，また支援開始から 1 年後および 2 ～ 3 年後の就労状況についての評価が行われました。この結果，TSW 群は SE のみ群と比べて，研究開始後 3 か月の Trail Making Test（Part B）で評価される遂行機能，California Verbal Learning Test で評価される言語性記憶，Composite Cognition Score で評価される全般的認知機能および陽性・陰性症状評価尺度（positive and negative syndrome scale）評価されるうつ症状と自閉的没入が有意に改善していました。また支援

開始から 1 年後の就労関連指標（就労数，就労時間，総賃金，1 月あたりの時間，1 月あたりの賃金）がいずれも有意に高く，2 〜 3 年後の追跡調査でも同様の傾向がみられました（McGurk et al., 2005, 2007）。

また "vocational rehabilitation non-responders" と表現される「援助付き雇用モデルによる支援を受けても過去 3 か月に過渡的就労も含め仕事に就くことができなかった者，もしくは就労してから 3 か月以内に不本意な離職をした者」を無作為に 2 群に分け，先の研究と同様に TSW 群と SE のみ群の比較を行っています。この結果，ベースラインから 2 年間の評価で TSW 群は SE のみ群に比べて全般的認知機能，遂行機能，視空間記憶，持続的 / 選択的注意に有意な改善がみられました。また同期間の就労率は，TSW 群が 60％，SE のみ群が 36％で両群の差は統計的に有意でした（McGurk et al., 2016）。

同グループは，ニューヨーク州での地域支援機関における TSW の実践についても報告しています。ここでは，支援機関内で実施する集団プログラムで就労準備性を高め，準備が整ったと判断されたところで別機関でのアセスメントを実施し，さらに別の機関が求職活動や職場定着支援を実施するという流れの中に TSW を組み込んだ実践について記述しています。2 つの支援機関を利用する合計 83 名が参加し，2 年間の追跡期間の間に就労した人は 25.3％，就労もしくは就学した人は 47％，という結果でした。TSW とその後の就労支援を包括的に行ったブルックリン地区は 38.5％，支援や評価を異なる支援機関が行ったロングアイランド地区は 8.8％，と実施地区によって就労率が大きく異なったことから，オーソドックスな就労支援プロセスの過程であっても，より支援が包括的で，職場へのアプローチが早いことが良い就労転帰につながるのではないか，と考察されています。

本報告は対照群が設定されていない，など研究計画の厳密さには一定の限界がありますが，実施されている就労支援は日本の標準的な就労支援の流れと似ており，わが国で TSW を取り入れるにあたって示唆に富むものといえます（McGurk et al., 2017）。

この他にも，Bell らの研究グループによる Neurocognitive Enhancement Therapy（NET）とよばれる神経認知促進療法と Vocational Program（VOC）を組み合わせた支援（Wexler & Bell, 2005）や Vauth らのグループによる

Computer-assisted cognitive strategy training（CAST）とよばれるコンピューターを用いた認知機能トレーニングを中心に社会的引きこもりをターゲットとしたプログラムと職業リハビリテーションを組み合わせた支援（Vauth et al., 2005）などいくつかの取り組みがあり，Chan らはこれらを含めた 9 つの研究（対象者数 740 人，平均年齢 36.4 歳）を対象にコンピューターを用いた認知機能改善療法（computer-assisted cognitive remediation: CACR）と就労支援の組み合わせの効果についてメタ分析を行っています（Chan et al., 2015）。分析の結果，CACR を受けた人は受けなかった人と比べて就労率が 20％高く，就労期間が 20 日程度長く，年収が 1000 ドル程度高かったことから，CACR は重い精神障害を持つ人の生産性や生活の質を高め，保健福祉システムの予算を減らす可能性があり，恒久的な職業リハビリテーションシステムへの組み入れが推奨されると結論づけられています。

2．わが国での取り組み

　TSW は国内でも追試が行われています（日本の臨床現場における実情を考慮し "Job Search Planning" についてはグループ形式で実施されました）。認知機能リハビリテーション専用ソフト「Cogpack」の日本語版を作成し，2 つの RCT デザインによる効果検討研究が実施されました。これらの研究では，認知機能リハビリテーションを含む支援を受けた介入群のみ複数の神経認知機能やそれらの代表値である全般的な認知機能に有意または有意傾向の改善がみられました。またこのうちの 1 つでは 1 年間の就労率について対照群と比べて介入群のほうが有意に就労した者が多い，という結果となりました（介入群：63.8％，対照群：23.9％，$\chi^2 = 15.027$, $p < .001$）（Yamaguchi, 2017）。
　同研究の介入群データ（$N = 47$）を用いて，ベースライン時の様々な変数の程度と 1 年後の就労関連指標についてロジスティック回帰分析を用いた検討も行われました。この結果，就労の有無を目的変数にした場合，認知機能の変化量を含むすべての変数がモデルに対して有意な寄与をしていませんでしたが，就労期間や総賃金を目的変数とした場合には認知機能の変化量だけが有意な寄与を示しました。この分析から，個別性の高い就労支援を受ければ，認知機能や精神症状などの個人の状態にかかわらず就職すること自体は可能であるこ

と，しかし職場に定着して働くことや賃金がより良い仕事に就くことを支援するためには，TSWのように個別性の高い就労支援に認知機能リハビリテーションを付加することが有効であることが示唆されました（Ikebuchi et al., 2017）。

「Jcores」（図 5-3 [p.100] 参照）についても「Cogpack」と同様に RCT デザインによる多施設共同のパイロット研究を行っています（Matsuda et al., 2016）。この研究では，精神症状や認知機能など対象者の臨床的な指標について認知機能リハビリテーション実施前後の変化を群間比較しました。この結果，Cogpack と同様に「Jcores」による認知機能リハビリテーションを受けた介入群は受けなかった対照群と比べて総合精神病理得点や言語性記憶，全般的認知機能に有意な改善がみられました。ただし就労転帰との関係については検討されておらず，今後の課題となっています。

3. 事例紹介

50 代男性で診断名は統合失調症の A さん。認知機能リハビリテーションを始める 1 年半前に就労移行支援事業所の利用を開始。それまで一般就労の経験はなく，作業所での共同作業として公共施設の清掃や内職の経験があるだけでした。そのためか事業所内での活動にも自信がなさそうで，プログラムや面談などではいつも下を向き，自分から話すことはなく，質問への回答時も声が小さく聞き取りが難しい場面が多々ありました。通所開始直後から始めた施設外実習に関しては，シフトを守って出勤し，作業自体は遅いものの，必ず最後までやり終えて帰っていました。スタッフは，これまでの経験のなさを考えると，実習を続けられていることだけでも大きな一歩なので，就職活動はゆっくりしたペースになるだろうと見守っていました。

【VCAT-J 導入のきっかけと目的】

利用開始から 1 年半以上が経過する中，実習では主力として役割を果たすようになっても通所頻度が上がらず，利用期間が残り少なくなる中で就職活動開始の希望が出てこない状況が続き，スタッフ側は動き出すきっかけを模索していました。

A さんに関しては「極端な自信のなさ」「対人場面に対する苦手感」「作業

はゆっくりだが丁寧」など実習によって得られた情報によってアセスメントがなされていましたが，具体的にどんな作業がどれくらいできるのか，どんな環境であれば働きやすいのか，という情報が得られていませんでした。このためVCAT-Jへの参加を提案しました。

【認知機能リハビリテーション参加中の様子と生じた変化】

　開始当初，これまでまったく使ったことのないPC操作に戸惑い，「全然わからない」などイライラした様子を見せることがたびたびありました。画面を見ながらマウスをクリックできないためゲームをこなすこと自体が難しく，はじめは1回のセッション中に3つ程度のゲーム（ワークブックには10個以上のゲームに取り組むよう記載されています）を終えることで精いっぱいでした。スタッフとしてはドロップアウトも予想していましたが，とても粘り強く，ため息をつきながらも，最後まで投げ出すことはありませんでした。また，どうしようもなく困ったときには，自分から「すみません」とスタッフに声をかけることができていました。ゲームの説明を毎回丁寧に読んでから始めるところも印象的でした。5回目くらいから，手元を見ないでクリックすることやPCの準備，ゲーム切り替え時の操作がスムーズになり「慣れてきた」と言うことが増えてきました。ただ常に眉間にしわを寄せ，ミスをすると小さく舌打ちをしたり，「あっ」と声を出したり，大きなため息をつく様子は前半終了時まで続いていました。

　前半6週間が終了した時点で，中間振り返りを行いました。

　中間振り返りでは本人とESに認知機能リハビリテーションを行う中で見えた特徴を伝え，本人の実感とすり合わせ，今後に向けての目標設定を行いました。

　前半に見えた特徴は，①粘り強い，②向上心があり，少し高めの目標を立てる，③初めてで苦手なことにも挑戦し，繰り返すとできるようになる，④一度も休まずに参加している，という強みと，①気分にムラがあり成果に影響している，②グループで行うブリッジ・セッションでマイペースな発言をする，という課題でした。Aさんは，「決まった時間にやることがあるので生活にメリハリがついた」「記憶力のなさには薬の影響を感じる」「この1年間実習でやっ

てきたことが活きている」「自分の得意・不得意が知れてよかった」「ため息を
ついてしまうのはゲームと格闘しているからだが, 印象が悪くなるというのは
わかっている」というようなことを実感としてあげていました。後半は「イラ
イラへの対処を考える」「話を聞くときには顔を上げる」「一度に覚える量を少
なくし, こまめに確認する」などを目標にすることにしました。

　後半に入ると, A さんに大きな変化が現れました。イライラを表出するこ
とがなくなり, タイミングよく質問が出るようになりました。聞き方も「1 つ
前に戻したいが, どうしたらいいか」というように具体的になり, スタッフに
とってわかりやすくなりました。言語セッションでも発言が積極的になり, 話
の流れに沿った内容を適切な音量で自ら発言するようになりました。ゲーム中
にメモを取っていいかと質問するなど, 記憶が難しいところをメモに取ること
で補おうとする姿勢が見られるようになりました。

【認知機能リハビリテーションで得られた情報を踏まえた就労支援のプロセスや結果】
　認知機能リハビリテーション終了後, 就職に生かすために認知機能面の特徴
や作業特性を本人および ES と共有するため「最終振り返り」を行いました。
　A さんの BACS-J のスコアは認知機能リハビリテーションの前後で言語性
記憶, 流暢性, 処理速度の領域について改善していました（表 5-7）。
　しかし最も大きな収穫が, 認知機能リハビリテーションを通じて就労への意
欲が格段に向上したことです。A さんは自らの取り組みを振り返り「PC はまっ
たくわからないと思っていた。やってみたら確かに大変だったが苦ではなく,
1 つ自信がついた」「認知機能リハビリテーション開始時, 体調を崩していた
が規則正しい生活を取り戻せた」「以前よりスムーズにやれている実感がある」

表 5-7　A さんの認知機能リハビリテーション実施前後の BACS-J 得点[※1] の変化 （佐藤ら, 2016）

	言語性記憶	作業記憶	運動機能	言語流暢性	処理速度	遂行機能	Composite score[※2]
実施前	-0.82	-0.73	-4.50	-0.67	-1.14	0.60	-1.21
実施後	0.33	-1.22	-4.89	-0.49	-0.70	0.27	-1.12

※1　BACS-J 得点は同世代健常群の平均値を元に標準化して表示（0 が同世代健常群の平均値）。
※2　Composite Score は各下位検査の z 得点の平均値で全般的な認知機能の指標となる。

「主治医に薬のことを相談できた」「できないことができるようになったのがよかった」「この3か月間はすごい。こういうのは久しぶり」と話されました。人と関わることや話すことが好きだということや人のアドバイスを受け入れて，自分の行動に生かす柔軟性があるという強みがわかったことはスタッフにとっても新しい発見でした。これらの発見が就職活動の開始につながり，面接では「認知機能リハビリテーションがきっかけで自信がついた」と話す場面もありました。その後，Aさんの志向性に合う職場が見つかり，最初は週20時間の短時間勤務から始まった仕事は足掛け3年目になりました。現在Aさんは同じ職場でフルタイム勤務しており，職場の戦力として頼りにされています。

4．まとめ

統合失調症を持つ人の認知機能と就労転帰について概観し，認知機能リハビリテーションに関する知見や「Jcores」を用いた認知機能リハビリテーションの実際について事例を紹介しました。

事例からもわかるように「これまでの挫折体験（もしくは成功体験の少なさ）のために自信がなく，希望があっても一歩を踏み出せない人」「対人交流に苦手意識がある人」「（特に対人交流による）ストレス状況下で自分のふるまいを客観的に捉えづらい」人にとって認知機能リハビリテーションは非常に有効です。通常デイケアなどで行うプログラムは一般的な社会生活とできるだけ近い環境を提供するという前提があるため，他者との交流場面への耐性があることが利用者に求められがちです。このようなリハビリテーションはもちろん必要です。しかし対人場面への耐性が低くても，他にストレングスを持つ利用者が就労などの社会参加に前向きになった際に入口でくじけることのないよう，様々な選択肢が用意されるべきですし，認知機能リハビリテーションはその重要な候補の1つになり得ると思います。

最後に，認知機能リハビリテーションを就労支援に役立つリハビリテーションとして提供するためにスタッフが留意しなくてはいけないと思われる点について述べておきたいと思います。

まず，コンピューター・トレーニングと利用者の具体的な行動目標をリンクさせて，導入時に動機づけを高めることがとても重要です。Aさんのケース

では，スタッフからPCでゲームに取り組むことが就労にどのように役立つか常に説明を行うことで，PCに不慣れでドロップアウトが懸念される状況でも最後まで完遂できました。その結果，達成感が得られ，自信が高まり，就労への意欲が向上し，求職活動に結びつくという好循環が生まれたと考えられます。医療機関デイケアなどで就労準備の一環として認知機能リハビリテーションを提供する場合には，事前に就労場面とリンクする具体的な目標設定を行わなければ，ただ漫然とPCゲームに興じる時間を提供するだけになってしまうだろうと思います。

　こうした点を指摘すると「利用者の動機づけを上げるためにはどのようなプログラムがいいのか？」と聞かれることがあります。もともと障害特性として意欲をつかさどる前頭葉機能に障害が想定される統合失調症などの重症精神障害を持つ人の動機づけを高めるためには，医療機関のような施設内で集団プログラムだけを行うだけでは不十分であると私たちは考えています。デイケアや地域活動支援センターのような社会復帰のための通所機関で，スタッフとの1対1の面接を通じ，挫折からの回復や社会参加への意欲を高めていく内面に関わる個人支援も重要ですし，同時期に同機関を利用して，一足先に回復していく先輩などのモデルとの交流も意欲や動機づけの向上を支えてくれます。加えて，スタッフが同行して地域の就労支援機関やハローワークに見学に行く，地域の就労支援機関のスタッフやデイケア等を卒業して社会参加をしているOB，OGとの交流をアレンジする，など利用者が実際に体験を通じて，自分が社会参加していくイメージができるような支援を行うことが必須だと思います。

　また，コンピューター・トレーニングで得られた情報を，参加者の職業生活や日常生活上の課題とリンクさせて参加者同士の情報交換をファシリテートする，ないしはスタッフがフィードバックすることも非常に重要です。認知機能リハビリテーションの肝はメタ認知の活性化であると言っても過言ではありません。

　繰り返しになりますが，脳トレのような形でコンピューターゲームだけを提供し，体験を伴う支援，振り返りや生活との橋渡しを行わないのであれば，利用者の生活に望ましい変化をもたらすことは期待できない，という点を強調しておきたいと思います。

第6章

社会認知ならびに
対人関係のトレーニング

SCIT

1節　SCITの理論と概要

1. 考え方，理論，開発までの経緯

　社会認知ならびに対人関係のトレーニング（Social Cognition and Interaction Training: SCIT）は精神病症状のある患者を対象とする集団精神療法の1つです。統合失調症をはじめとする精神疾患では，社会認知機能障害の出現は多く観察され，社会認知の低下は社会機能の低下とも関連しています。しかしながら，社会認知を治療ターゲットの主眼とした治療法は少なかったため，アメリカのDavid L. Penn（Ph. D.）らによってSCITは開発されました。日本では2011年に中込和幸氏らの尽力により『社会認知ならびに対人関係のトレーニング（SCIT）治療マニュアル』（星和書店）が翻訳発刊され，その後普及が進んでいます。

　社会認知は「他者の意図や気持ちを理解する能力を含む，対人関係の基礎となる精神活動」と定義されてきました（Brothers, 1990）。ここには表情感情の知覚，原因帰属様式，視点交替，心の理論が含まれます。SCITはここに直接

的にアプローチしていきます。

　また，SCIT は統合失調症の社会認知モデル，特に妄想の形成過程に当てはまるモデルに基づいています。SCIT では統合失調症患者の効果的な社会行動が妨げられる場合に作用していると思われる，以下のいくつかの社会認知領域に重点を置いています。

　　　早く終わらせたがる（もしくは曖昧さへの耐性の低さ）：社会的状況の説明に役立つ証拠集めを早く切り上げたり，性急に結論に飛びついたりする傾向と関連している。
　　　外的－人的な原因帰属バイアス：前項とも関連するが，多くの統合失調症患者は，不快な出来事を体験すると性急に外因に原因を求め，しかも状況ではなく他者を責める傾向が強くある。
　　　心の理論：他者の心の状態を，自分の中でシュミレーションする能力。他人の意図，知覚，欲求，感情などを推測する能力が必要となる。
　　　感情知覚：顔の表情や態度に表れる感情識別の困難さ。

2.　アプローチの特徴

　SCIT は感情認知，原因帰属様式，結論への飛躍，心の理論といった複数の領域を治療対象とし，患者の日常生活へ般化することを目標としています。マニュアルにはテキストだけでなく DVD が付属し，多様な社会場面におけるコミュニケーション場面の動画や写真からも学ぶことができます。

　SCIT は，概念的には統合失調症に対する認知行動療法（CBT）の区分に位置づけられます。しかし伝統的な CBT と比較して，SCIT は社会認知の内容よりもその過程に焦点を当てています。つまり，妄想を生み出し，持続している解釈過程を治療ターゲットとしているのです。例えば SCIT では，妄想のある患者が不快な出来事に関する原因帰属を過度に人因に求める傾向を防ぐために，不快な出来事の原因帰属を人因ではなく，不運な状況因に向ける過程の練習に時間を割きます。具体的には，第一に患者個人にとって重要な，自らの日常生活における対人関係の問題を扱います。第二に，グループ議論ではどのような状況要因が不快な出来事の原因として，状況のせいにせずに人を責めるという傾向や，自分の感情に影響を与えているのかを明確にすることを患者に勧

めます。第三に，ゲームを用いて個人の勝ち負けを賭けるような状況をセッション内に設けて，厄介な社会認知文脈に耐えながら，社会認知的な判断を下す練習を重ねます。このように，患者の実生活における困難と明確に関連づけて考えられるようトレーニングを行います。

2節　方法

1．適用対象者

　SCIT は精神病性障害に苦しみ，その疾患のために対人関係に困難をきたしている 18 歳以上の個人に適した治療です。経過中に症状が憎悪することは珍しいことではありませんが，SCIT は急性期の病状をきたしていない個人向けに作成されています。特に疑い深い傾向や妄想症状のある患者に適しています。一方で，IQ が 70 以下などの知的障害のある患者や，重篤な物質乱用や問題を抱える患者にはそれほど有用ではないといわれています。

2．治療構造

　グループは 5 ～ 8 人の患者と 2 人のセラピストで構成することが望ましいとされています（図 6-1）。5 人以上の患者が参加することで，様々な見方が生まれ，

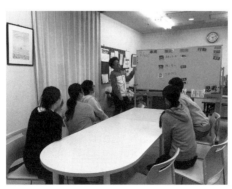

図 6-1　SCIT の雰囲気

患者一人ひとりが強いプレッシャーを受けることなくプログラムに参加することが可能になります。セラピストは 1 人でも進行することは可能ですが，2 人いることで，進行役以外に課題や内容の理解のフォローを行ったり，模造紙やホワイトボードに記録をとるなどが可能になります。

3．セラピストの条件

　SCIT では心理教育や問題解決の援助，ソクラテス式問答法，議論の形成等といった認知行動療法的な技法を用います。医師や作業療法士，心理士（心理師），看護師，精神保健福祉士等の統合失調症の患者の治療に携わった経験のある精神科医療・保健福祉の専門家であれば実施することができます。社会認知に不慣れなセラピストはマニュアルを参考にしたり，臨床経験の中で社会認知に関するスキルアップを図る，SCIT の研修会に参加するなどして質の向上を図ることも必要に応じて検討してください。また，適切なスーパービジョンを受けることは正しい SCIT の実施に役立つだけでなく，自信を持って実施でき，患者への積極的な関与にもつながります。

4．頻度・期間

　SCIT は少なくとも週に 1 回，60 分程度，計 20 〜 24 セッションかけて実施することとなっています。ただし，ホームワークを丁寧に扱ったり，参加者の人数，参加者の病状安定の程度によっては 90 分での実施も可能です。マニュアルは 20 セッションを想定して作成されていますが，セラピストが特定の内容について，もともと割り当てられた時間より多くの時間を費やしたほうがよいと考えた場合，最大 4 セッションまで「補習」セッションとして追加可能です。SCIT は三段階に分けられます（表 6-1）。

5．各段階の概要と目標

(1) 第一段階：導入と感情

　最初の 2 セッションは治療同盟を築き，患者を SCIT のグループに導入し，社会認知の概念を紹介します。こうした導入部分が終了すると，第一段階の残りのセッションでは基本的な感情の定義づけ，感情と社会的状況との関連につ

表 6-1　SCIT の段階

段　階	セッション	内　容
〈第一段階〉導入と感情	1～7	治療同盟の構築，SCIT と社会認知の紹介，社会的状況における感情の役割についての振り返り，感情知覚技能の向上
〈第二段階〉状況把握	8～15	結論への飛躍傾向，原因帰属様式，曖昧さへの耐性，事実と推測の区別，より良い推測を行うためにデータを集める，などの課題に取り組む
〈第三段階〉統合過程，確認	16～20	技能の強化と日常生活上の問題への般化

いての議論や，表情から感情を同定する訓練を行います。以下に第一段階の目標を示します。

　＜目標＞
1. 治療同盟を形成。
2. SCIT や社会認知の概念を紹介
3. 感情に関する個人的な体験を話し合い，社会的文脈と結びつける。
4. 6つの基本的な感情に基づく表情を柔軟に見分ける。
5. 妄想を感情面から概念化する。

(2) 第二段階：状況把握

　第二段階では社会的状況で，結論への飛躍によって陥りがちなエラーを回避するための認知方略を学びます。具体的には，不快な出来事に対して多様な要因を探す，視点交替，事実と推測の区別，状況の曖昧さに耐える，状況の解釈を改善するために新しい情報を用いる，などの方略を学びます。以下に第二段階の目標を示します。

　＜目標＞
1. 「結論への飛躍」傾向に気づけるようになる治療同盟を形成。
2. 外的，内的，状況的原因帰属の区別をつけられるようになる。
3. 上記3要因の視点から原因帰属が行えるようになる。
4. 曖昧な状況の解釈の難しさを認識する。
5. 社会的事実と推測の違いを認識する。
6. 結論へ飛躍することなく，証拠を集める練習をする。
7. 結論がどの程度正しいか判断できるようになる。

(3) 第三段階：統合過程，確認

　この SCIT の最終段階は，これまでに学んだ技能を強化し，その技能を患者自身の生活に適用していく段階です。自らの日常生活の中から問題となる状況を抽出します。グループはその状況を分析し，これまでに学習した SCIT 技能に基づいて，他のメンバーと一緒に問題点を確認するために必要な行動戦略を見つけます。以下に第三段階の目標を示します。

　　＜目標＞
　　1. 他のメンバーの日常生活においてストレスとなっている社会的状況に関わる事実について共同的に評価する。
　　2. 状況によってはさらに多くの情報を集めなければならないことを認識する。
　　3. 考えついた推測を他の人と確認することによって，不快な気分のもととなる結論への飛躍傾向を抑制できることを認識する。
　　4. ある社会的状況での推測を確認するために適切な質問を考える。
　　5. 参加者の日常生活上の出来事に対するロールプレイを実施する。

6. 使用道具と技法

(1) 備品
　　・ホワイトボード，模造紙，マーカー
　　・SCIT を実施する部屋の壁に貼れるようなポスター（模造紙）
　　・DVD プレーヤーとモニター
　　・SCIT DVD（マニュアルに付属する DVD）
　　・SCIT CD-ROM（マニュアルに付属する CD-ROM）
　　・ノートパソコン，プロジェクター

(2) マニュアル

　Roberts ら（2007／中込ら訳, 2011）の『社会認知ならびに対人関係のトレーニング（SCIT）治療マニュアル（Social cognition and interaction training（SCIT）treatment manual)』を使用します。DVD や CD-ROM も付属しています。配布資料やホームワーク用資料はマニュアルをコピーして配布することも可能ですが，実施されるそれぞれの場や参加者に合わせた，プレゼンテーションの高い配布資料を作成し使用することが推奨されます。

(3) ホームワーク

　ホームワークは課題を完成させること自体も大事ではありますが，日常生活の中でSCITを使用する機会を少しずつ作っていくということが，より重要と考えています。SCITのプログラムの中だけで学んだり使ったりするのではなく，プログラムから離れた時間に，参加者がそれぞれにSCITの考え方を使用（練習）する時間を担保するのがホームワークと考えることもできます。ホームワークをしないと参加者が決めた場合はその決断を尊重し，ホームワークを行うことを求めたり，強制したりしないようにすることも重要です。

　ホームワークはマニュアルに案として準備されていますが，セラピストが工夫しそれぞれの参加者に合わせたホームワークを作成することも推奨されます。各セッションの開始後には前回のホームワークの振り返りを実施する必要があります。また，終了前には次回までのホームワークを伝える時間を確保する必要があります。

(4) 電話相談

　電話相談では，参加者が電話で日常生活における社会認知的体験，考えや状況を言葉で報告する方法をとります。ホームワークと同様に，電話相談はプログラム時間以外の環境でSCITの考え方を使ってみる，すなわちSCITで学んだ内容の日常生活への般化を促進することとなります。

(5) 練習パートナー

　ホームワークの中では患者が「練習パートナー」とともにホームワークを行うオプションが示されています。練習パートナーとはSCITのセラピスト以外で，参加者とある程度生活をともにし，参加者のSCIT技能の練習を手伝うことに同意してくれた人のことです。家族や友人，医療福祉スタッフ，知り合いなどになります。

　ホームワークの遂行を練習パートナーが手伝うことによって，対人相互作用を通じて参加者が持つ概念の強化，技能の適用や統合の機会が増えることになります。参加者によっては必ずしも適当な練習パートナーが得られるわけではないため，セラピストは練習パートナーを使用するのが妥当かどうかの判断を

しなければなりません。

(6) チェックイン（Check-in）

　SCIT の各セッションでは，チェックインとよばれる，セラピストが参加者の感情について，ごく短い，構造化された質問を行います。チェックインでは自身の感情について洞察，同定，表現すること，さらには異なる環境であればどのように感じたか，あるいはどのように感じるかについてのメタ認知能力が求められます。SCIT の中でこのように自分自身に焦点を当てる機会，技能は他者に対する心の理論や感情認知能力を育てる上で重要と考えています。このような介入の過程を通じて望ましい反応が強化されるほか，柔らかな自己開示を繰り返し経験することで，後半に実施するさらなる自己開示に伴う不快感を減弱することも期待しています。また，SCIT を学ぶ場に入るセレモニーとして実施することで，プログラム時間前の状態から SCIT の思考へと切り替えるきっかけとすることにも有益です。

7. 内容・認知領域

　各段階の各セッションについて，詳しく説明していきます。各段階の目標についても，図にして再掲するので確認しながら読み進めてください。

(1) 第一段階
▶セッション 1・2：導入

　初回の開始時にはセラピストも参加者も自己紹介をします。参加者個々にはそれぞれオリエンテーションが行われた上で参加にいたっているとは思いますが，グループの開始時にも SCIT の簡潔な概略を述べ，集団の目的を共有します。また，SCIT についての枠組みと活動の内容（図6-2）も共有します。

　セッション 1・2 では，参加者に介入の目標の方向性を示し，介入の経過を通じて「SCIT 三角形」（図6-3）という共通のモデルを提示します。この SCIT 三角形は感情，思考，行動の因果関係を表しています。

　統合失調症における社会認知の誤りの一部は，原因帰属バイアスによって生

- SCIT は週 1 回, 45 ～ 90 分, 20 ～ 24 週間実施する（各施設の枠組みを）。
- セッションではビデオやスライドをもとに議論をしたり, ゲームや自分の社会的体験の共有を行う。
- 毎回たくさんの情報があるので, 進行上参加者の会話を中断させなくてはならないこともある。
- セラピストは毎回のセッションの最初に, 短く各参加者にその日の感覚をたずねる「チェックイン」を実施する。
- 最初の 7 セッションでは社会的な状況における感情の役割について話し合い, 中間の 8 セッションでは社会的状況における真実とそうでないものを見分ける方法について学び, 最後の 5 セッションでは, 実生活における問題を理解し, 解決するために, それまでに学んだことを用いる。
- 参加者には次回までにする活動や, セッション以外の場面で考えてみる「ホームワーク」が出されることもある。
- 電話と練習パートナーを必要とすることもある。

図 6-2　SCIT の枠組みと活動の内容に関する情報

じています。例えば，妄想のある人には不快な出来事の原因を他者に求める傾向が一貫して認められます。SCIT 三角形は，感情，思考，行動を関連づける様々な因果関係を取り上げることで原因帰属の柔軟性を促進します。セッション 1 およびセッション 2 でSCIT 三角形について議論することで，参加者は様々な因果関係の例を洗い出し，原因帰属の柔軟性を促進します。このモデルは SCIT 介入の経過を通じて強化され，参加者は日常生活に徐々に適用していけるように取り組みます。

SCIT 三角形を提示する際には，セラピストの実体験をいくつか例示して

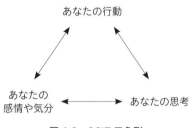

図 6-3　SCIT 三角形

< 目 標 >
1. 治療同盟を形成。
2. SCIT や社会認知の概念を紹介。
3. 感情に関する個人的な体験を話し合い，社会的文脈と結びつける。
4. 6 つの基本的な感情に基づく表情を柔軟に見分ける。
5. 妄想を感情面から概念化する。

図 6-4　第一段階の目標

質問や議論を促し，具体的に理解できるように行います。また，思考，感情，行動が社会的状況でどのように相互作用するのかについての例として，付録

DVDの「ビデオ場面1」を見て話し合います。必要に応じてグループ参加のルールを設定します。自他を尊重し，多くの学びが得られる場としてあるためには，どのようなルールがあればより良いかを共有します。共有されたルールは模造紙に書き出し，SCITが半年後に終了するまで掲示します。

▶セッション3：感情と社会的状況

　このセッションでは，感情と社会的状況との因果関係に主眼を置きながら，前のセッションで行われた心理教育的トレーニングを継続します。参加者は，状況認知に影響する要因として感情に注意を向けます。また，生活の中で，感情がいかに行動に影響を及ぼすかを考える上で，メタ認知的視点を用いることが必要となります。ここでの演習では，社会的状況を把握する上で，感情と認知の影響を比較しながら，感情を情報として用いることを断ち切る重要性を強調します。

　また，このセッションでは表情の模倣（＝顔まね）が他者の感情状態を理解するのに役立つことを紹介します。状況に対して表情がどのようになるかを試行することによって，状況が感情にいかに影響するかについての理解を深めます。この際，セラピストに顔まねを恥ずかしがる姿勢があると，参加者が消極的な雰囲気となってしまうため，セラピストは積極的に「顔まね」を行えているようにふるまいましょう。

　演習として「他人の立場に立ったらどう感じるか？」を実施します。顔まねを利用しながら，各項目の登場人物の感情について考えます。セラピストも積極的に顔まねを行い，練習を気軽で楽しいものとする雰囲気作りに配慮しましょう。

▶セッション4：感情を定義づける

　このセッションでは，感情についての概念や知識の向上を図り，特定の感情概念と，状況が及ぼす影響との関連を理解します。

　まずは感情や気分を表す言葉についてブレインストーミングを実施します。参加者に思いつく，できるだけたくさんの感情や気分をあげられるように求め，すべてホワイトボードに書き出します。セラピストは参加者が回答しやすいようにヒントを出したり，肯定的なフィードバックを重ねファシリテートします。

6つの基本感情（喜び，悲しみ，怒り，驚き，恐怖，嫌悪）があがったら丸で囲み，異なる言葉でも意味が同様であることを確認していきます。そして6つの基本感情について1つずつ定義づけしていきます。さらに6つの基本感情に加えて7つ目の「疑心」を定義します。これら7つの感情と定義をポスター上に書き出し感情ポスターを作成します。この感情ポスターはSCITのすべてのセッションを終えるまで実施する部屋の壁に掲示し，いつでも参照できるように設置します。

▶セッション5：他者の感情を推測する

　ここでは，スライドショー演習を通じて表情の手がかりを用いて，グループの感情概念の理解を強化することで，前のセッションでの作業の理解を高めます。感情の模倣が難しい参加者は，感情ポスターを使用しながら表現することで，顔の特徴と感情が関連づけられることが期待されます。さらに，このセッションでも「顔まね」の演習を実施します。参加者は他者の表情の模倣をすることによって，感情模倣システムを活性化し，他者の感情に関する直接的で主観的な理解の向上を図ります。このセッションでは「推測する」という感覚も共有します。ここで「推測する」ということは，表情という手がかりを利用して，確率の高い結論を導き出すことです。それは真実でない可能性もあり，単に推測であるということを忘れないよう参加者と共有します。

　顔写真のスライドを進めながら，感情に関連するどのような手がかりが見られるか，この手がかりに基づくとありえそうな感情は何か，自分の推測の確実度はどの程度かを議論していきます。顔写真はマニュアルに付属のものを使用しますが，オプションとしてセラピストの顔写真や共通の関係者（各所属施設の医師や看護師等）の顔写真を使用することで，参加者にとっては面白みが増すだけでなく，より実生活に結びつけて考えることができます。また，顔写真だけでは判断しにくいことや，誤った回答となることも多く，「表情だけでは真意はわかりにくい」と結論づけることも1つの方法です。

▶セッション6：感情推測の更新

　セッション6では参加者は引き続き，表情から感情を同定する練習を繰り返

し実施します。このセッションでは，さらに中立的な表情について感情を推測し，その表情が徐々に明確な表情へと移行するのに応じて，その推測を更新する演習を実施します。この演習は，セッション5で獲得された技能の強化に加えて，思考の柔軟性を高めて変更をより容易にする技能を高めます。柔軟性に乏しく，同じ選択を繰り返す参加者は「早く終わらせよう」とする強い心理的ニーズによって，その繰り返しが生じている可能性もあります。

　一方で，セッション5と同様に，表情からの感情推測は日本の文化（多彩な言語的表現，あからさまに感情表出しないことを美徳とする風習等）においては困難である場合も多く，参加者がなかなか正解に達することが難しい様子であれば，「表情だけを切り取って感情を同定することは難しい，そのため周囲の状況にも注意を向ける必要がある」などの形でまとめていくことも必要となります。「わずかしか表現されていない感情を読むことは難しい」「人は表情をすみやかに，そして頻繁に変化させる」「症状のために表情の理解がいっそう困難になりやすく，視覚の歪みや錯覚も見え方に影響を与える」「他人がどう見えるかは，自分自身の心の状態や感情が影響を与える」などから，表情から感情を理解することの難しさがあることを共有します。

▶セッション7：疑心

　妄想を含む感情状態の変動は，状況把握や行動に影響を与えます。参加者が適切な社会認知技能を獲得していくためには，その自身の感情状態を同定（＝メタ認知）できるようになることが必要となります。このセッションでの主な目標は，妄想を用心深さや疑い深さといった，より一般的な体験として捉え直すことです。そうすることで，参加者は妄想に関連した体験を率直に話題提供することができ，このような体験が自身の生活にどのような影響を及ぼすか，メタ認知技能を用いて評価することが可能になります。

　また，このセッションでは有用な疑いと有害な疑いを区別する，曖昧な社会的状況の解釈の困難さを認識する，疑いの思考や気分について議論してノーマライズすることも目標となります。セッションの内容は多いので，数回に分けて実施することも必要になるでしょう。セラピストや状況に応じて参加者の個人的体験をもとに疑心の要因について考えていきます（図6-5）。どのような状

```
〈他の人々の特徴〉
 ①過去の行動（例：嘘，詐欺，盗みなど）
 ②現在の普通でない曖昧な行動。状況にふさわしくない普通で
  ない行動

〈状況的要因〉
 ①危険な状況（例：深夜の人通りのない路地など）
 ②慣れない状況
 ③最近の体験（例：交通事故を見たばかりなど）

〈内的要因〉
 ①睡眠不足
 ②ストレス
 ③不安
 ④自意識あるいは罪悪感（例：自分の行いに関するものなど）
 ⑤精神症状（例：幻聴など）
```

図 6-5　疑心の要因

況であれば疑心は生じやすいのかを確認し，理解していくことでメタ認知を促進します。

　正当な疑いや，不適切な疑心，曖昧な状況について，DVD を使用して学び議論します。どのような状況であれば疑いを持つことが正当であるか，どのような状況では不適切となるか，曖昧な状況ではどのような行動をとるべきか，などについて議論ができるよう方向づけを行います。ポイントは，それぞれの疑心の原因の違いについて，それぞれの疑心の影響についてなどに焦点を当てるように議論を行います。さらに，セラピスト自身が他者を責めた日常生活での具体的な体験（正当と不当な場合の両方）を参加者と共有し，議論や参加者自身の体験の開示がしやすい雰囲気作りを配慮します。

(2) 第二段階

　治療の第二段階では，他者の意図，感情，心の状態に関する，結論への飛躍傾向に取り組みます。不快な，あるいは曖昧な出来事を，あわてて他者の悪意に帰属させる傾向を修正する重要性を特に強調します。8 つのセッションを通して，参加者は帰属過程の構成要素について考え，拙速にならず，結論に達する前に，その根拠の評価過程に時間を長くとるように努めます。

　セッション 8 は 7 と連続しており，ビデオをもとに社会的な状況での結論へ

の飛躍について議論します。結論への飛躍の落とし穴について話し合い，参加者が自身の日常生活での例をあげられるように実施します。セッション9〜13では，結論への飛躍を回避するための3つのテクニックを学びます。セッション9と10では，3つの異なる方法を使って曖昧で不快な出来事を解釈することを学びます。その後，メンバーはこれら3つの観点から出来事を解釈する練習をします。セッション11〜13では，生じた出来事の理由について，確かな結論を導くほどの情報があるかどうかを判断し，事実と推測の区別ができるように練習します。最後に，セッション14と15では「20の質問」ゲーム（後で説明します）をアレンジしたゲームを行うことによって，結論への飛躍を抑えて，より多くの証拠を集める練習をします。このゲームで勝つには，曖昧さに耐え，推測を更新するために事実を集め，絶えず自分の推測に対する確信の程度を判断しなければなりません。

　以下，各セッションを詳しくみていきます。

<目標>
1. 結論への飛躍傾向を認識する。
2. 外的原因帰属，内的原因帰属，状況的原因帰属の区別を学ぶ。
3. 上記3種類の視点から原因帰属が行えるようになる。
4. 曖昧な状況の解釈の難しさを認識する。
5. 社会的事実と推測の違いを認識する。
6. 結論への飛躍を抑えて，証拠を集める練習をする。
7. 結論がどの程度正しいか判断することを学ぶ。

図6-6　第二段階の目標

▶セッション8：結論への飛躍

　チェックインはこれまでのセッションの手順と同様に実施し，各参加者の気分や感情を特徴づける言葉とともに「良い気分」「嫌な気分」といった判断も引き出します。さらに1（弱い）〜10（強い）までの尺度を使用して，自分の感情の強さがどの程度かを数値化してもらいます。自身の感覚をメタ認知できる機会とすることに加えて，今後も使用する強度尺度に参加者が慣れてもらうのも目的です。加えて，このセッションから第二段階となることと，これからのセッションの内容を説明します。

　結論への飛躍傾向は，妄想形成に大きく影響を及ぼします。また，妄想まで発展しなくても，日常生活上の社会的場面の誤解の原因ともなります。このセッションでは，結論への飛躍という概念について紹介し，グループが理解を共有

できるようにします。時には参加者の普段使用している言葉（早とちり，早合点など）に置き換えたりすることも理解を促進します。疑心と同様に，結論への飛躍も，人であれば通常起こりうる当たり前の体験として扱います。疑心がSCIT三角形の中で「感情」に位置していたのに対して，結論への飛躍は「思考」に位置します。本セッションではビデオを使用し，登場人物を通じて結論への飛躍を学びます。そして，その後のセッションでは自身の生活の中で結論への飛躍に気づけるように学びを深めます。

▶セッション9・10：他の推測を考えつく

　社会認知機能障害があると，結論への飛躍として曖昧な場面に直面した際に真実を検証する過程を省略し，最初に思いついた推測を真実とすることが多くあります。これらを予防するためにセッション9・10では，他の可能性を考える能力の強化に取り組みます。まず最初に，推測することと，結論への飛躍の違い（表6-2）について学び，よくある結論への飛躍の3つのパターンについて考えます（3人のキャラクター，表6-3参照）。

　このアプローチは認知行動療法技法の1つである「代替案を考える」を修正したものです。代替案を考えるスキルは，不適応な信念や結論に対する対象者の確信度を減じる方法として用いられます。SCITのアプローチでは以下の2つの特徴があります。

　第一に，社会認知機能障害のある患者には代替案を出すことが困難な人が多くあります。そのため，SCITでは他の推測を考える枠組みを定型的な人物3人の形に限定し，推測を出すために簡単な手がかりを利用できるようにしまし

表6-2　推測と飛躍の違い

推測する	結論への飛躍
・いくつか異なる可能性があることを知っている。 ・推測には誤り，事実という両方の可能性があることをわかっている。 ・なかなか判断できない。 ・自信なさそうに話す。 ・もし間違っていても，まったくリスクをおかすことにはならない。	・事実は1つだと想定している。 ・自分の正しさを確信している。 ・すぐに判断する。 ・自信ありそうに話す。 ・もし間違っていたら，嫌な気分になってしまう。

た。定型的な 3 人の人物は他罰的なビル（Blaming Bill），自責的なメアリー（My-fault Mary），お気楽エディ（Easy Eddie）です（表 6-3）。

　第二に，被害妄想のある患者の原因帰属様式と関連づけられるようにしました。外的－人的原因帰属様式は他罰的なビルに，内的－人的原因帰属様式は自責的なメアリーに，外的－状況的原因帰属様式はお気楽エディにそれぞれ該当します。参加者に 3 人の立場それぞれで思考してもらうことで，より容易に代替案を出しやすくなります。この際，アメリカ人の名前ではイメージしにくい参加者が多いと感じられる際には，他罰的なビル（＝ジャイアン），自責的なメアリー（＝のび太），お気楽エディ（＝ドラえもん）などのように，参加者にとってイメージしやすいキャラクターを利用することも有効です。

　他罰的なビルはいつも不快な出来事を他者のせいにして腹を立てています。自責的なメアリーはいつも自分のせいにして，悲しい気分で自己批判的です。お気楽エディはいつも不運な状況のせいにして，腹を立てないようにしていま

表 6-3　3 人のキャラクター

人　物	典型的な思考・感情・行動
他罰的な ビル	思考：嫌なことが生じると，いつでも誰か責める相手を探す。天気が悪いと気象予報士を責める。机に足をぶつけると机の持ち主を怒鳴る。そうすべきでないときも他者を責める。
	感情：嫌なことが生じると怒りを感じる。
	行動：怒った表情をしている。人をにらみつけて「これは全部あなたの責任だ」と言う。
自責的な メアリー	思考：嫌なことが生じるといつでも自分自身を責める。もし誰かに騙されてお金を取られたとしても，自分がその人を信頼したことを責める。誰かが意地悪をしても，それは当然だと考える。
	感情：嫌なことが生じると，悲しくなり自分に腹を立てる。
	行動：悲しい表情を浮かべ，目を伏せている。「私はダメな人間」というようなことを言う。
お気楽 エディ	思考：不快な出来事は運が悪かったと考えたり，偶然だと考える。嫌なことは誰のせいでもないので，決して腹を立てない。誰かが意地悪をしても，その日は相手にとってひどい日だったんだろうと考える。決して他者を責めず，責めるべきときでも他者を責めない。
	感情：嫌なことが生じると，不快な感情を遠ざけようとする，リラックスして気楽に感じようとする。
	行動：「仕方ない」「どんまい」が口癖で，細かなことを気にしない。

す。これら3つのキャラクターを念頭に置き，「3人だったら，それぞれどのように解釈するだろうか？」と一緒に考えながらセッションを進めていきます。それぞれのキャラクター特有の認知，感情，行動の傾向を演じる練習をすることによって，参加者が3人の人物像をしっかりと記憶できるようにサポートします。セラピストと参加者は，前段階までのセッションで培ってきた物まねのスキルを用いて，それぞれのキャラクターになって解釈も行います。

　この際，「お気楽エディ」に原因帰属することが正解だと（これも結論への飛躍）考える参加者が多いかもしれません。あくまでこの3人は「極端な原因帰属をするキャラクター」ですので，状況に応じて変化はしません。常にこの原因帰属で考えます。ですので，お気楽エディの考え方が不適当な場合も多くあります。参加者が無批判にお気楽エディ化しないよう，お気楽エディの原因帰属様式の欠点が強調されるような答えを準備しておく必要があります（例：自分のミスで生じた事故も責任をとろうとしない，等）。

　さらに，参加者は架空の不快な出来事に対して，異なる解釈を考える練習を行います。さらに，考え出した異なる解釈がどの程度正しいか，10点満点のスケールを用いて「確実さの程度」を判断します。このメタ認知過程は，結論への飛躍に対する参加者の違和感を強め，その他の可能性について考えようとする動機づけを高めることにつながります。

▶セッション11・12・13：事実と推測を区別する

　結論への飛躍傾向を回避するために，セッション9と10の内容を発展して行います。社会認知機能障害のある患者の場合，妥当な判断をするために十分な情報を持っていても，正しい判断にたどり着かないことがあります。本セッションでは結論を決定する手順を遅らせて，事実を明らかにして考慮することを練習します。この過程を通じて，参加者が正しく論理的に考え，可能性の低い推測を行う際の違和感の強化を図ります。

　まずは付属のSCIT写真を使用して，「事実」「推測」「感情」に分けて考えられるトレーニングを行います。事実は100%確かなものであり，誰が見ても全員が同意できるものになります。ここでは，参加者が写真の中から事実を1つずつ選択できるように行います。参加者が推測を事実としてあげた場合（例：

登場人物の感情，意思，過去の行動，思考など），それについて支持的に質問し，「推測」のカテゴリーに記録します。参加者によっては最初のうちは「事実」を切り出すことがなかなか難しい人もいます。「緑の服を着ている人が冗談を言った」などのように，日本語としては事実を話しているように聞こえる回答もあります。ただし，この場合の「冗談を言った」かは不明な内容であり，全員が同意できる内容ではありません。すなわち「推測」となります。このような間違いは初期には多くあります。参加者が積極的に発言することを推奨し，「間違えてしまった」という感覚が強くならないよう，セラピストは「とても良い観察ですね」等の肯定的フィードバックを伝えながら回答を修正していくことを心がけなければなりません。事実と推測の違いについて，参加者が理解することが難しい様子であれば図6-7を使用しながら，何度もわかりやすい例示をあげます（女性は笑っているので幸せです→笑っていれば絶対に幸せでしょうか？　など）。

　必要な事実がすべてあがれば，写真の中の対人状況についての推測を共有していきます。さらに，各推測が本当であるなら，登場人物がどんな感情を抱いている可能性が高いかを参加者と議論します。いくつかの推測があがった後に，個々の推測についての確信度について議論します。状況によっては，確信度スケールを使用したり，おもちゃのコインを使用して賭けゲームとして実施することも考慮します。トレーニングが進めば，教材を写真からビデオにレベルアップし，同様の議論を行っていきます。

- 事実には全員が同意する。
- 推測は人によって異なる。
- 推測は真実であるかもしれないし，間違いかもしれない可能性がある。
- 事実を用いると，正しい推測につながりやすい。

図6-7　事実と推測の違い

▶セッション 14・15：さらに証拠を集める

　これまでのセッションの効果をより強化するとともに，本セッションで行う「20の質問」ゲームは，よりホットな社会認知状況における，メタ認知能力と曖昧さへの耐性に焦点を当てます。参加者全員で点を獲得したり失ったりするゲームを行うことで，参加者は集団の中で悪い成績をとるというリスクにさらされます。そのため，失敗による自尊心の低下等には配慮を必要とします。ゲー

ムごとに前回のゲームでの自身の出来栄えについて評価し，参加者はメタ認知能力を用いて，一歩引いたところからセルフモニタリングできるよう取り組みます。

「20の質問」ゲームは，あらかじめ決まったテーマで，何らかの決まった答えが存在します（例：好きな外食，焼肉）。最初はセラピストが答えを用意する役割を行い，参加者は決まったテーマを知らされ，知らされていない決まった答えを推測するため，Yes/Noで回答できる質問を行います。各参加者は持ち点10点からゲームを開始し，質問をするたびに1点を獲得します。質問した後に正解を回答するかどうかを選択します。もし回答するのであれば，その回答に持ち点のうちの何点を賭けるかを決めることにします。

テーマのカテゴリーを広くすると絞り込むのが大変になり，20の質問では回答できないようなとても長いゲームになります。「好きな食べ物」というテーマで始めるととても長くなりますので，「好きなジュース」などのような限定された枠組みを使用することが必要になります。

1回のゲームが終わるごとに，参加者と振り返りを行います。各回に行った方略についてディスカッションし，どうすれば次のゲームでそれを改善できるかを明確にできるようにします。特に，正しい推測を行うのに情報が十分でない段階で賭けることのように，結論への飛躍が生じている場合はより具体的にサポートします。セラピストのゲームが終了すれば，次は参加者一人ひとりが出題者の立場を経験して行うことも，他者の取り組みを客観的にモニタリングする機会となり，人が結論への飛躍することから学びが深まるため推奨されます。

このゲームをする際の注意点をいくつかあげます。

- 参加者が推測（回答）にあたるような質問をすること（例：「ハンバーガーですか？」などの質問）。このような質問に対しては，その都度「絞り込みの質問（Yes／No）」と「推測の質問」の違いを説明し，ルールを確認します。
- ギャンブルの雰囲気を出しながら，より楽しんで行うためにはコインやおもちゃのお金などを使用することも可能です。
- 集団の人数が多ければ個人で実施するのではなく，2チームでの対戦形式で実施することも効果的です。参加者間の相互作用により，賭ける前に自分の推

測の妥当性について参加者間で確認することができます。
・より多くの情報を集めることが，推測の更新につながっていくのかを強調する
　ために，各参加者の順番の前後すぐに，自分で考えた「最善の推測」を記す
　ことも1つの方法です。ゲームの進行にしたがって推測が変化していく様子や,
　1つの質問で変化することが理解できます。

(3) 第三段階

▶セッション 16 〜 20：確認

　第一段階と第二段階で獲得された技能や能力を統合し，参加者の日常生活の
中で，利用可能なものにすることを目標にします（図6-8）。本セッションでは
参加者自身の対人関係の問題や関連する感情を扱います。現在の生活の中で社
会認知機能障害が影響し，良い感じの生活を送ることが難しくなっている状況
を参加者で共有し，これまでの技能を用いて一緒に考えていきます。

　第三段階では，参加者の日常生活で実際に生じる社会的な問題に関する時間
を多くとります。本セッションでは付属 DVD を使用しますが，後半ではこの
セッションの目的を理解するのにさらなる具体例を必要とする場合に限り使用
します。セラピスト自身の日常生活での状況を例示しながら，社会的な出来事
について，確認プロセス（図6-9）をもとに分析していきます。

　参加者がこの確認プロセスを用いた方法に慣れてくれば，セラピストはより

```
＜ 目 標 ＞
1. 陰性感情につながった最近の対人関係上の
   体験を同定できるようになる。
2. 他の参加者が日常生活において，苦痛を感
   じる社会的な出来事と関係する事実を，協
   力し合いながら評価できる。
3. 他者と協力し合いながら推測を「確認」す
   ることで，社会的な出来事が関係する陰性
   感情を軽減できるということを理解できる。
4. 場合によっては，より多くの情報を集める
   ことなく状況を理解することは不可能だと
   理解できる。
5. メンバーの日常生活上の出来事に対する確
   認のロールプレイを行える。
```

図 6-8　第三段階の目標

たくさんの実例をセッションの中で扱えるように配慮する必要があります。多くの実例を経験することで練習となること，SCITの時間外でも実施可能になるために場数を増やします。本段階で，参加者が自身の体験を開示しないことも起こり得ます。場面はあるが開示することに抵抗がある場合には，セラピストや他参加者の経験を話題にすることにより，ノーマライズされやすくなります。体験自体が想起できない場合には，図6-10を参考にヒントを用いて想起しやすい状況を作ります。

　様々な課題に取り組んだSCITの最終回となるセッションでは，修了証を用意し，これまでに取り組んだことを振り返り，慰労するセッション（＝修了式）を実施します。このようなリラックスした場面でSCITのプログラムの感想を

1. この1週間で生じた，陰性感情や誤解のもとになった社会的な出来事について話す。
2. ホワイトボードに「事実」「推測」「感情」「行動」の列を作る。
3. その状況の重要な出来事を「事実」の列に要約する。
4. 問題を引き起こした出来事に関して，3〜4個の推測を列挙し，実例を提示した本人が最も確信を持っている推測に下線を引く。
5. 各々の推測から生じる可能性のある感情を列挙し，本人がその状況について一番強く感じている感情に下線を引く。
6. 他の参加者から，どれが事実に基づいた最善の推測だと考えるかについて意見を得る。
7. 参加者間でブレインストーミングを行い，不快な感情を和らげる目的で取りうるいくつかの行動をあげる。
8. それぞれの行動を実行することのメリット＆デメリットを検討し，ベストな行動を決定する。
9. 可能であればセラピストとその行動のロールプレイを行う。

図6-9　確認プロセス

・誰かがあなたを無視した。
・誰かがあなたに対して失礼だった。
・誰かがあなたのことを嫌いだと感じた。
・誰かがあなたのことを怒っていると感じた。
・スタッフがあなたの話を聞いてくれなかった。
・誰かに不当な扱いを受けた。
・誰かがあなたを怒らせた。
・誰かがあなたを傷つけた。
・あなたが誰かを怒らせた。
・誰かとの間に誤解が生じた。

図6-10　個人的体験を想起するヒント

聞き取っていくことも重要です。得られた感想からプログラムの質を向上させていきます。

　SCITなどの社会認知機能障害に対するリハビリテーションは，参加したからといってすぐに社会認知機能障害が出現しなくなるというものではありません。多くの場合は，終了後も同じような結論への飛躍などが生じることもあると思います。ただ，メタ認知は相当に改善しており，ホットな場面でなければ，セラピストや他スタッフらと比較的容易に振り返ることができると思います。実際に役に立つ技能として定着していくためには，SCITでの経験を実生活の中でセラピストらとともに何度も反復していくことが重要になります。

3節　効果について

1. 欧米での報告

　SCITの系統立てた効果研究についての論文は，国内では見つけられないため（2018年5月現在），海外の論文を参照します。SCITはアメリカで開発された介入法であることから，英語圏で行われた効果研究が中心になりますが，少数ながらイスラエル（Hasson-Ohayon et al., 2014），中国（Wang et al., 2013），フィンランド（Voutilainen et al., 2016），その他の国で実施されたものも発表されています。

　SCIT効果研究の創世記には，この手法が使えるのかどうかを少人数で示した，いわば予備研究（Combs et al., 2007; Roberts & Penn, 2009; Penn et al., 2005; Combs et al., 2009）があります。この時期の効果研究では，7～31名の研究対象者がおり，SCITのマニュアル通りに20週かけている場合もありますし，病棟で実施している場合には研究対象者である患者の在院期間が短い傾向があることから，SCITを1週間に5セッション3か月で行っている場合もあります。すでに統合失調症の社会認知を改善する必要性に注目が集まっていたことから，SCITで改善される社会認知は何かという問いは大切なものであり，これらの研究は，SCITによる感情知覚，心の理論，原因帰属，結論への

飛躍の改善を報告しています。

　また，初期の研究では SCIT の持続効果を示すもの（Combs et al., 2009）も見られ，新たな介入法の有用性を示すことに研究者のエネルギーが割かれたことがわかります。前述の予備研究で見られた社会認知の改善は，SCIT 終了6か月後も維持されていたことが報告されています。具体的には表情知覚の改善が6か月後維持されていました。この後，より対象者の人数等を増やした本格的な効果研究が続きます。

　SCIT のような新たな介入法を取り入れるときには「どのようなタイプの患者に使えるのか？」，つまり適用対象者について問われます。実際には SCIT の適用対象者は比較的柔軟にされていると思いますが，効果研究として論文発表されている内容はより限定的になっています。SCIT 研究は外来患者（Roberts & Penn, 2009），入院患者（Combs et al., 2007）の両方を対象にして有効性を示し，さらに慢性の人とは異なる特徴を示すといわれる初回発症の精神病を持つ人に対しても実施されています（Bartholomeusz et al., 2013）。また元来 SCIT は統合失調症を対象に開発された介入法ですが，双極性障害の人，高機能自閉症の人（Tuner-Brown et al., 2008）を対象にした効果研究（Lahara et al., 2013）もあります。

　統合失調症を対象とした SCIT では社会認知だけでなく，精神疾患からのリハビリテーションで重要視される社会機能の改善が報告されていますが（Combs et al., 2007; Roberts & Penn, 2009），双極性障害を対象とした SCIT 効果研究では社会機能の改善はみられなかったため，この群の人を対象としては SCIT 施行の方法を変える必要があるかもしれないといわれています（Lahara et al., 2013）。ちなみに，SCIT 効果研究で述べられた社会機能の例としてはコミュニケーションスキル，対人関係，攻撃的行動等があげられます。

　SCIT の効果研究では，ランダムに対象者を選び統制群を取り入れたものも見られ（Roberts et al., 2014），SCIT の有効性がより堅実に示されたといえます。33名の介入群と，33名の統制群にランダムに対象者が選ばれ，20〜24週間 SCIT を施行した結果，感情知覚と，社会機能の改善が認められました。

　SCIT のみの効果を検証するのではなく，SCIT を含む様々な社会認知を改善する介入法の効果研究を複数まとめ，系統立てて分析したメタ分析とよばれ

る種類の論文も発表されています（Kurtz & Richardson, 2012）。SCIT 以外の社会認知介入法でも，感情知覚，心の理論，原因帰属が測定されています。その中の 19 件の研究を検証した結果，感情知覚の改善が最も大きく，心の理論の改善がその次に報告されていました。

　最後に SCIT 効果研究で使われた代表的な社会認知等の測定尺度を説明します。これらはアメリカやイギリスなど海外で開発されており，国内で使用する場合には文化的な背景が異なるために項目を調整したりすることが必要と思われ，すでに日本版が開発されたものもあります。

　　感情知覚の尺度（Face Emotion Identification Test: FEIT）：様々な表情の顔写真を見て，その表情が示す感情を答えることが求められる。
　　心の理論の尺度（Hinting Task）：社会的な場面を説明する項目を読み，発言者の意図などを答えることが求められる。
　　原因帰属の尺度（Ambiguous Intentions Hostility Questionnaire: AIHQ）：社会的な場面を説明する項目を読み，答えることが求められる。

　もちろん SCIT 効果研究では，上記以外の社会認知に関する尺度が使われることもあります。

2. おわりに

　先に述べたように，国内では系統立った SCIT の効果研究は見つけることができませんでした。一方で，国内の臨床での SCIT の実践は少ないわけではありません。それぞれの現場での取り組みを研究としてまとめていくことも，これからの重要な使命と思っています。また，それぞれの実践の中で，SCIT をブラッシュアップし，さらに患者にとってよりよいものにしていくことが望まれます。筆者自身，SCIT をはじめとする認知リハビリテーションに取り組んでいる中で，「そうなのです，こういうことに困っているのです」という患者の言葉をよく聞きます。この精神科医療・保健福祉に関わるすべての職種が，精神疾患のある人の認知機能障害を適切に理解し，適切なアプローチを提供できるようになることを期待したいと思います。

第7章

メタ認知トレーニング

MCT

1節　MCTの概要

1. 開発の背景

　統合失調症の諸症状に対しては，薬物療法による治療が第一選択肢とされています。しかし，服薬中断にいたる例も多く，たとえ処方通りに抗精神病薬が服用されたとしても，持続的な幻覚・妄想，陰性症状，認知機能障害等に苦しむ患者は少なくありません。そこで統合失調症を抱える患者のリハビリテーションのためには，薬物療法だけでなく，心理的介入も活用されています。なかでも，患者本人に対するアプローチとしてエビデンスを積み重ねている心理的介入が，精神病への認知行動療法と認知リハビリテーションです。しかしながら，諸外国においても，日本においても，精神病への認知行動療法も認知リハビリテーションも，普及は十分とはいえません。このような現状のもと，統合失調症の妄想観念に関係した認知的介入の最新知見を普及しやすい形でまとめたのが，メタ認知トレーニング（Metacognitive Training: MCT）（Moritz & Woodward, 2007）でした。MCTは，認知行動療法と認知リハビリテーショ

ンのハイブリッドであり，特殊なトレーニングを受けなくても，精神保健の専門家であれば，導入しやすいような工夫の凝らされた介入法です。

　本章では MCT について概説し，このトレーニングを本人のリカバリーのために活用した事例と，効果のエビデンスを紹介します。

2．MCT の目的

　MCT の目的は，妄想的観念の「認知的基盤」を変化させることにあります（Moritz et al., 2017）。MCT は，これまで統合失調症の妄想形成に関連することが研究により示された神経認知のバイアス（特に記憶）や，社会認知のバイアス（特に心の理論）および推論の認知バイアス（結論への飛躍バイアス，原因帰属バイアス等）を介入ターゲットとして開発されたプログラムです。

2節　方法

　入手しやすさ，直感的な有用性，実施の簡便さから，日本においても特に集団療法版の MCT の実践が，多様な職種によって，統合失調症のリハビリテーション現場に急速に普及しつつあります。以下には実施のための概要を示しました。

1．入手法と MCT ファミリー

　MCT は開発者 Steffen Moritz 博士の所属するハンブルグ大学のメタ認知トレーニングのウェブサイト（https://clinical-neuropsychology.de/metacognitive_training-psychosis/）から無料で入手可能です。2020 年 4 月現在，スライドはすぐにダウンロードできますが，マニュアルを入手するには登録を要します。これまで 30 か国語以上に翻訳されており，集団版および個人版の日本版（石垣，2012，2014）も存在します。日本での実践を支援する「MCT-J ネットワーク（http://mct-j.jpn.org/）」からの入手も可能であり，研修情報や研究発表の情報も得ることができます。

なお，MCT には統合失調症向けのもの以外にも，いくつかの種類が存在しています。例えば，境界型パーソナリティ障害向けの MCT（MCT for borderline personality disorder）やうつ病向けの MCT（D-MCT），強迫性障害向けの MCT（myMCT）が存在しています。いずれも前述のハンブルグ大学のサイトから入手可能です。本稿では，最初に開発された統合失調症向けの集団版の MCT（Moritz et al., 2007；石垣，2012）について紹介します。

2．適用対象者

　想定されている主たる対象は統合失調症や統合失調症スペクトラム障害ですが，それ以外の診断でも精神病症状（幻覚，妄想，関係念慮など）が現在または過去にあれば対象となります。しかし，実際の日本の臨床現場では，診断が混ざっているデイケアで使用されていることが多いようです。日本では，ターゲットとなる認知バイアスがリカバリーの妨げになっている患者では，診断にかかわらず，一定の有用性があるとの印象が持たれている様子です。

　その他，セッションに継続参加できそうなこと，グループ活動を乱すほどの不適切行動を示さないことが参加条件となります。

3．治療構造と頻度・期間

　MCT は，1 回 45 〜 60 分，全 8 回のモジュールより構成される集団プログラムです（表7-1）。グループサイズは 3 〜 10 人が適切とされています。学習

表 7-1　MCT のモジュール構成

	モジュール名	ターゲット領域
基本モジュール（CycleA と CycleB がある）	1. 帰属 2. 結論への飛躍 I 3. 思い込みを変える 4. 共感すること I 5. 記憶 6. 共感すること II 7. 結論への飛躍 II 8. 自尊心と気分	外的人的帰属バイアス，単一原因推論 結論への飛躍バイアス，反証への抵抗バイアス 反証への抵抗バイアス，結論への飛躍バイアス 心の理論，情動知覚 誤った記憶への過度の確信 複雑な心の理論／社会的認知，完結欲求 結論への飛躍バイアス，無批判の受け入れ 否定的スキーマ，低自尊心
追加モジュール	1. 自尊心 2. スティグマに対処する	自尊心 セルフスティグマ（「知覚されたスティグマ」や「感じられたスティグマ」）

効果を高め，続けて参加しても飽きが来ないように，全8回のモジュールが，挿絵やエクササイズを変えて2サイクル分（Cycle A と Cycle B）用意されています。また，抑うつ気分や自尊感情を扱うために追加モジュールが2つあり，適宜，基本モジュールに追加したり，差し替えて使ったりすることができます。1モジュールを1回で行うため，患者はどの回からでも参加を開始することのできるオープン・グループ形式を採用しています。頻度は週1〜2回が推奨されています。

4．使用道具

教材一式は，①16種のスライド（8モジュール×2サイクル），②マニュアル，③ホームワーク資料6種（モジュール2と7，4と6では同じホームワーク資料を使用するため8種ではない），④参加者に渡すイエロー＆レッドカード（図7-1参照），⑤ビデオ（適宜）です。十分な椅子とスライドを映す白い壁かスクリーンのある部屋が望ましいです。機材としては，スライドを映写するためのプロジェクターとpdfを表示するソフトのインストールされたパソコンが必要です。

5．各モジュールの基本要素

まず，研究の知見を患者に伝えるという情報伝達的要素があります。誰にでもありうることとしてノーマライジングしながら認知バイアスを紹介しつつ，

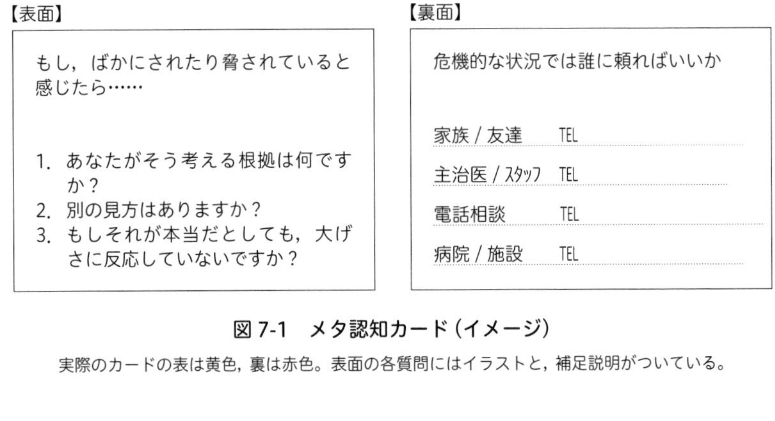

図7-1　メタ認知カード（イメージ）

実際のカードの表は黄色，裏は赤色。表面の各質問にはイラストと，補足説明がついている。

次に，情報提供された各種認知バイアスが，どのようなネガティブな影響を招きうるかについて，その場でエクササイズを通して示すという行動的介入要素があります。エクササイズを重ねているうちに，人間の認知が一般的に，いかに間違えやすいものであるかについての実感が得られます。最後に，より適切な推論を行うための別の思考戦略を紹介します。セッション中はメモをとらずにエクササイズに集中してもらえるよう，毎回の最後に内容を要約したまとめシート兼ホームワークシートが配られます。

6．セラピストの条件

　統合失調症の患者に対する十分な治療経験を持つ心理士や精神科医，精神科専門看護師，作業療法士等，専門的な職歴を持つトレーナーが実施することとされています。MCT 開発者の Moritz 博士は，MCT としてスライドを使用する際は，図版（すべて版権取得済み）は変えずに使用するようにと述べています。

7．内容・認知領域

　MCT はスライドを見せながら進めるため，比較的容易に取り組めます。しかし，内容を参加者にわかりやすく伝え，有効な介入とするにはターゲットとなる認知バイアスの知識が必要となります。以下に，主なターゲットとされている各認知バイアスと MCT 内での扱い方を概説します。

(1) 結論への飛躍（Jumping to Conclusions: JTC）

　これは少ない情報から確信度の高い結論を導き出してしまう推論バイアスをさし，妄想の形成と維持に関連が示されています。JTC バイアスが強いほど妄想重症度が高く，または，妄想が改善すると JTC バイアスも低くなります（Woodward et al., 2009 など）。

　JTC バイアスは MCT のモジュール 2 と 7 で扱われます。JTC バイアスのプラス面，マイナス面，そして日常生活上，どのような問題を引き起こしうるかの情報提供が行われます。その後に，描画が最初はごく一部のみ示され，だんだんと全体像が見えてくる過程で，それが何なのかを当てたり（モジュール

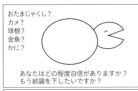

おたまじゃくし？
カメ？
球根？
金魚？
かに？

あなたはどの程度自信がありますか？
もう結論を下したいですか？

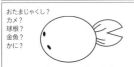

おたまじゃくし？
カメ？
球根？
金魚？
かに？

あなたはどの程度自信がありますか？
もう結論を下したいですか？

おたまじゃくし？
カメ？
球根？
金魚？
かに？

あなたはどの程度自信がありますか？
もう結論を下したいですか？

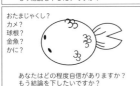

おたまじゃくし？
カメ？
球根？
金魚？
かに？

あなたはどの程度自信がありますか？
もう結論を下したいですか？

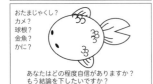

おたまじゃくし？
カメ？
球根？
金魚？
かに？

あなたはどの程度自信がありますか？
もう結論を下したいですか？

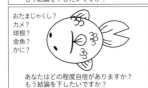

おたまじゃくし？
カメ？
球根？
金魚？
かに？

あなたはどの程度自信がありますか？
もう結論を下したいですか？

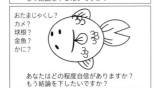

おたまじゃくし？
カメ？
球根？
金魚？
かに？

あなたはどの程度自信がありますか？
もう結論を下したいですか？

※実際の図版ではなくイメージ図

図 7-2 「結論への飛躍 I」
モジュールの演習例

2）（図 7-2），絵画の中にある情報を使いながら絵画名を当てたり（モジュール 7）するエクササイズを通して，結論に飛びつく前に慎重に情報収集したほうが間違いにくいことを体験してもらいます。

(2) 反証への抵抗バイアス（Bias Against Discomfirmatory Evidence: BADE）

妄想が，反証や合理的な反論に対しても訂正不能なのは，反証を妄想体系に合うように解釈してしまうからです。それは患者が対処だと思って行っている行動が，安全行動としてかえって妄想確信度を高めてしまう場合もありますし（例：昨日，憑依されなかったのは，お経を読んだからである），あるいは取り込みによることもあります（例：攻撃者の姿が見えないのは，正体を明かさないためである）。統合失調症患者では，反証を取り入れて思考を修正しない傾向は，妄想に関連しない題材のときにも見られることが示されています（Moritz & Woodward, 2006）。

BADE バイアスは MCT ではモジュール 3「思い込みを変える」で扱われます。3 コマ漫画が，時系列と逆順に示され（最後の場面が最初に示されます），選択肢の中から，どういう状況なのかを選ぶエクササイズを行います。最初の場面で思い込みやすい解釈を，修正せざるを得ないような情報がその後に引き続くという構成になっています。

(3) 誤った記憶への過度の確信 (Metamemory and Overconfidence in Errors)

　統合失調症は，記憶機能の低下と関連することが示されています。記憶の中でも，誤った記憶に対して高い確信度を持つ一方で，正しい記憶に対しては確信度が低いというメタ認知バイアスがあることがいくつかの研究で示唆されています（Moritz & Woodward, 2006 など）。

　MCT のモジュール 5 では，人間にとって完璧な記憶想起ができないのは普通のことで，偽の記憶も作られやすいことを，エクササイズを通して学びます（例：ビーチ場面を思い出すと，タオルは当然あったものと「想起」されやすい）。参加者は，記憶の誤りはよくあること，重要な判断が関わるときには記憶を確信しすぎず，他の情報を手に入れたほうがよいことを学びます。

(4) 原因帰属スタイル (Attributional Style)

　被害妄想の形成は，ネガティブな出来事の原因を他者に帰属させやすいことに関連していることがいくつかの研究で示されています（Moritz et al., 2007）。しかも，統合失調症の患者では，複雑な社会的出来事に対して，1 つの原因で説明しようとする傾向もあります（Randjbar et al., 2011）。

　そこで MCT ではモジュール 1 で，原因帰属には 3 種類（自分，他人，偶然・状況）あることを学びます。エクササイズを通して，出来事の原因を 1 つに決めつけず，3 種考えられることの利点を体験していきます。

(5) 自尊心 (Self-Esteem)

　統合失調症人口の約半数が抑うつ気分を体験しているともいわれ，その結果生じる自尊心の低下は生活の質の低下につながりかねません。そこでモジュール 8「自尊心と気分」では，うつ病の認知療法で情報提供される代表的な認知バイアス（例：過度の一般化，選択的抽出）が紹介され，対処法が示されます。

(6) 心の理論 (Theory of Mind)

　社会認知の 1 つである心の理論は，状況要因を考慮して他者の思考や視点を理解する能力です。心の理論の障害は，陽性症状よりも陰性症状と関連が強いことを示す研究もあり，妄想形成との関連の知見は一貫しませんが，他者の意

図の読み違えが，妄想形成の一因となりえます（Blackwood et al., 2001）。

MCTでは，モジュール4「共感することⅠ」と6「共感することⅡ」で心の理論を扱います。モジュール4では，感情の推測のためには顔表情認知は大事であること，しかし，それだけに頼ると誤る可能性もあるため，エクササイズを通して複数の状況情報も考慮することが重要であることについてエクササイズを通して学びます。モジュール6ではコマ漫画を見ながら，主人公の視点に立って状況を解釈したり（つまり，コマ漫画を見ている参加者にはわかっているけれども，主人公が知らない情報が何なのか識別した上で判断する心の理論課題），時系列が逆順のコマ漫画を見ながら，主人公に立場に立って何が起こっているかを判断したりします。

8．MCT を適用してリカバリーを支えた事例

デイケアにおける MCT への参加を通して学んだメタ認知スキルを日常生活に般化していくことを通じて，リカバリーを援助した事例を紹介します。対象者は A さん，統合失調症と診断された20代の男性です。

【MCT 参加までの経過】

大学進学後，人が自分のことを見ているのではないか，大学で話したことを他人が話しているのではないかと感じて，大学に通えなくなりました。統合失調症と診断されて薬物療法を受けましたが，外出のたびに自分が変に思われているのではないかという不安から，わずかな友人と時折会う以外は自宅にこもりがちな生活を送っていました。アルバイトをいくつか試みましたが，周りから何か言われている感じがして，続けられませんでした。薬物調整により妄想が減ってきた頃，将来的には就労をしたい，とデイケアに参加を始めました。

しばらくすると，人からの視線を感じることはなくなっていきましたが，どう思われるか気になって行動をためらう，人と話していて失敗した感じがして気になり続けるなど，相手の考えを邪推して思い悩む傾向は続いていました。自分の考え方の癖を知って楽に捉えられるようになるきっかけになればと，MCT への参加を勧めました。

【MCT参加中の様子と介入計画】

　MCTには毎回参加し，促されると，よく考えた上で発言をしました。エクササイズの様子から，十分な確証が得られてから慎重に結論を導き出す傾向が強く，結論への飛躍バイアスは目立たないことがわかりました。また，情報の吟味や，他者視点の推測に関しても適切であり，心の理論についても適切と思われました。一方，ネガティブな出来事は自分のせいだと考える自責的原因帰属が多く，抑うつ気分に陥りやすいと考えられました。表情知覚については，しばし考えてはみるものの，相手の感情を判断できない様子が見られました。

　MCT参加中の様子から総合すると，Aさんが対人場面において，自責的原因帰属から抑うつ的になり，肯定的情報を切り捨て，相手の表情を読み間違えて気持ちを否定的に推測する可能性が危惧されました。そこで，介入計画としては，対人場面で直感以外の客観的な情報を考慮するよう促すとともに，抑うつ気分の改善を図っていくことが必要と考えられました。

【自責的原因帰属への介入】

　並行して参加していた社会技能訓練（Social Skill Training: SST）では，一緒に話ができる人を増やせるように，自分から話しかける練習に取り組んでいました。しかし，誰とも話さない日が1日あると，「自分は友達もできない人間なんだと思って落ち込む」と相談がありました。そんなときは，「過度の一般化」（モジュール5で紹介した抑うつにつながる認知）から抜け出すために例外を探し，雑談できている日も多いことに気づいてもらったり，自責的原因帰属（モジュール1で紹介）から抜け出すために，自分以外の原因にも目を向けてもらったりしました。すると，「他の場面では話せた感じもある」や「状況のせい，人のせいと考えると落ち込みはましになる」と気づくことができました。さらに，落ち込んだ時には，メタ認知のカード（図7-1 [p.138] 参照）にある「証拠はなに？」の言葉を見返すことや，別の可能性（他の原因帰属）についても考えてもらうことにしました。すると「何人かとは話せるようになってきた」と肯定的な変化にも気づき，「落ち込みはするけれど，立ち直りも早くなった」との報告がありました。

【抑うつ気分への介入】

　前後して，「バイトであればやってみようかな」と漏らすようになりました。失敗して過度に落ち込むことが懸念されたため，予防策として，寝る前にできなかった点を振り返る代わりに良かった点を記録することを習慣化してもらいました(モジュール5で紹介された抑うつ気分への対処方法の1つ)。また，「その場で言われたことを理解する」にSSTで取り組むなど，失敗を少なくするための練習を続けてもらいました。それらに取り組んでいくうちに，「落ち込まなくなった」と言うようになり，気分が沈んで休んでしまうことも減っていきました。

【揺らぎを支える介入】

　落ち込みは減ったものの，緊張しやすい傾向は持続していました。情報誌でアルバイト求人を見つけると，模擬面接で練習をし，面接に出かけるのですが，「お店のお客さんなどからも見られる感じがしてふらふらした」と引き返してしまうこともありました。しかし，そういう自分の傾向に対しての認識（メタ認知）ができ，「ひどく緊張してしまうので，障害者枠で作業中心の仕事か，障害に配慮してもらえる職場を探したい」と希望するようになりました。そこで，障害者就労センターの実施する高齢者施設の清掃訓練に導入し，負担にならない働き方や，職場に配慮してもらいたいことについて検討していくことにしました。

　真面目に清掃に取り組んでいたAさんでしたが，ある日，他のデイケア利用者から訓練先施設について質問され，答えられずにいたところ，「何もできないのにお金をもらっているのか」と言われてしまいました。「落ち込んで，スタッフや同僚にも同じように思われているのではと感じてつらい」と言うAさんに，スタッフには注意されていないという事実や，他の原因帰属にも目を向けるよう促すと，いったんは気を取り直すことができましたが，結局は体調も崩して休みがちとなってしまいました。「多く休んでしまって，周りに失望されたのではと不安になって，よけい行けなくなってしまった」と語りました。質問に答えられなかったという事実を過度に一般化して，スタッフや同僚からも同じように思われているという結論に飛躍した結果，不安が高まって

行動に移れなくなり，そのことについてさらに自責的になって体調までも悪化してしまうという悪循環が生じているようでした。清掃に立ち会っていたスタッフを交えた振り返りの場を設け，Ａさんに直接評価を伝えてもらうと，「初めて『問題ない』と思われていたとわかって安心した」と語りました。明確なフィードバックが頻繁に得られる環境で，臨機応変な対応の少ない職務であれば負担が少なそうであることをＡさんと共有しました。そのような職場であれば，頻繁なフィードバックが得られることにより，結論への飛躍が起きにくくなると思われました。

【認知バイアスの悪影響を最小限にする調整と対処スキルの定着】

　その頃，院内の配達業務に障害者雇用の求人が出て，面接を受けたところ，採用されることになりました。本人の希望で，引き続き，不安になったときには相談に乗ることになりました。勤務開始後には，「いずれ失敗しそう」と不安を口にしていましたが，「礼儀正しく，周りにも配慮してミスなく仕事をこなせている」といった肯定的評価を頻繁に受けるにつれ，「これからもやっていけそう」と語るようになりました。不明な点については上司に指示を仰いで確認する（情報収集する）ようになり，大きな声であいさつもできるようになっていきました。

　院内スタッフにそっけなく対応された出来事の際には，「精神障害者だと思って低く見られたのではないか」と考えたものの，「もともと忙しい職場のようだったけれど，その日はスタッフが１人しかいなかったので，余裕がなかったのかもしれない」と，他の原因帰属もすることにより，落ち込まないでいることができました。

【パターンの改善とフォローアップ計画】

　現在は「適度なコミュニケーションがあるほうが張りが出る。仕事し始めてやりがいが持て，不安になることや落ち込むことがなくなっているし，体調も良い」と報告し，「時間やできる仕事も増やして，やっていけるようだったら，将来的には一般就労をしたい」と希望するまでになっています。うまくいった理由を振り返ってもらうと，「仕事でできない内容がなく，失敗することがな

かったこと」「スタッフや同僚と一緒にやっていける感じがあったので，思っていることも早く確認できたこと」があげられました。

　将来的には，なじみのない環境に入り，難易度の高い仕事に就くことも想定されます。そのため，「『言われたことを何度も思い返す』という抑うつ初期のサインに気づいたら，別の原因帰属を考える」，または「相手の意図を誤解しないように客観的な事実を情報収集する」という対処法を普段から自覚的に行ってもらい，定着するようにフォローを行う予定です。

　本事例では，当初，「自責的原因帰属に由来する抑うつ気分と表情知覚の困難さから，相手から悪く思われているという結論に飛躍し，さらに自責的・抑うつ的になるという悪循環」が目立っていました。MCT を受けてもらい，そこで学んだことを継続的に日常生活場面に適用することを援助していく中で，本人が仕事の成功体験を得て，気分が改善していきました。また，周囲との直接的で肯定的なコミュニケーションが増えたことで，相手の気持ちを妥当に推論できるようになり，悪循環が改善されたと思われます。

　MCT に参加することがリカバリーに向けての問題を消してしまう魔法の杖になるわけではありません。悩み（時に妄想）の土台となっている各種認知バイアスについて，MCT を受けている最中に頭でわかり，エクササイズを通して少しでも納得が得られることにより，日常生活の中で「この体験はもしかして MCT で学んだ○○ではないか，それならば□□という対処法がある」ことに思い至りやすくなるのです。

　妄想の特徴が了解不能・訂正不能であると言われてきたように，本人が強く確信している内容に直面化するような説得をしても，かえって確信が高まることがあるのは，現場では広く経験されているところです。MCT は，妄想自体ではなく，最初に日常の考え方への介入をすることで，妄想への波状効果をねらっていきます。開発者たちはそれを，「（妄想に）疑念の種を植える」と呼んでいます。

3節　効果について

1. MCT のエビデンスの現状

　MCT は当初，エビデンスのある介入を広く普及することを主目的に開発されたトレーニングでしたが，それ自体の効果検証も重ねられてきました。2020年4月現在，4つのメタ分析が行われています（Liu et al., 2018; Eichner & Berna, 2016; van Oosterhout et al., 2016; Jiang et al., 2015）。MCT についての初期のメタ分析では，効果検証よりも先に普及が進んだことを反映してか，研究数は多くても効果の測定法のばらつきや研究デザイン上の課題から，分析対象になる研究数が制約され，陽性症状や妄想への効果についての結論も「効果なし」から「中等度の効果あり」まで一様ではありませんでした。

　研究選択が包括的とされる最近の Eichner & Berna（2016）らによる 11 の無作為化比較試験のメタ分析によれば，MCT は陽性症状に対して中等度の効果量を示し（Hedges' g = -0.34, 95% CI[-0.53, -0.15]），無作為化に伴うバイアスの低い研究だけで見ても低度の効果量を示しています（Hedges' g = -0.28, 95%CI[-0.50, -0.06]）。そして，介入の受入れやすさは，高い効果量（Hedges' g = -0.84, 95%CI[-1.37, -0.31]）を示しました。その後の Liu ら（2018）によるメタ分析でも，妄想に対して中等度の効果量を認めています。これまでのところ，総じていえば，MCT は統合失調症を持つ人々からの受け入れがよく，陽性症状には一定の効果があるようです。

2. わが国での取り組みと現状

　日本では先述の通り，石垣ら（2012, 2014）が MCT の日本語版を開発し，同グループが多施設無作為化比較試験を実施して，陽性症状の改善を MCT 群と通常治療群で比較しました（Ishikawa et al., 2019）。その結果，10 週間のMCT 介入後および 1 か月後のフォローアップでは，「MCT ＋通常治療」群の陽性症状が通常治療群に比べて有意に高い改善を示しました。日本国内のMCT の実践研究は，他にも活発に行われており，かなりドイツ風の挿絵や例示にあふれる MCT ですが，わが国でも効果を示していることがわかります。

より幅広い MCT の適用の動きもあるようです。MCT はもともと，統合失調症の人々を想定して開発されていますが，ノーマライジングを強調するその内容の通り，「誰でも体験する認知バイアス」が豊富に取り扱われています。そのため，幻覚・妄想などの陽性症状を体験しない人々への適用も試みられているのです。例えば，特別支援学級の自閉症スペクトラムの児童生徒への効果研究（狩野，2018）や，ひきこもり家族教室における応用（狩野・細野，2017）などがあります。

　介入側も実施が楽で，参加者側も気楽に参加できるため，MCT は幅広い現場で，幅広い対象に対して無理なく実施可能であり，今後もさらに普及していくことが望まれます。

❖謝辞

　事例提示に同意してくださった A さんに深く感謝します。本稿は，*Monthly Book Medical Rehabilitation*, 208 号, 59-64 頁（2017）に掲載したメタ認知トレーニングの概説に加筆修正したものです。掲載を許可してくれた全日本病院出版会に感謝します。

第8章

統合失調症のための
認知機能改善療法の動向

北アメリカにおけるCRT

　本章では，北アメリカにおける統合失調症の認知機能改善療法（cognitive remediation therapy: CRT）の最近の研究を紹介します。特に，①北アメリカにおける認知機能改善療法の開発と評価の必要性，②北アメリカでここ25年にわたって行われてきた認知機能改善療法の開発を導いてきた主要な5つの理論モデルを紹介します。その際，それぞれのモデルの重要で実証的な研究結果について示します。そして，③北アメリカにおける認知機能改善療法の介入による効果の予測研究の調査結果を示します。

　北アメリカでの統合失調症における認知機能改善療法に関する研究動向を調べるために，PubMed（National Library of Medicine）によって，過去5年間に北アメリカでなされた認知機能改善療法の実証研究についての調査を行いました。「cognitive remediation（認知機能改善療法）」と「schizophrenia（統合失調症）」を検索ワードとして検索した結果，2013年には3件，2014年と2015年でそれぞれ8件，2016年と2017年でそれぞれ15件というペースで新しい研究が発表され，2013年以降，認知機能改善療法の研究の増加が加速していることが示されました（図8-1）。この結果は，過去5年間統合失調症にお

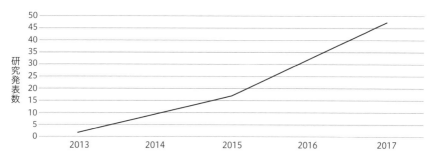

図 8-1　過去 5 年間での北アメリカでの統合失調症における認知機能改善療法についての
　　　　研究数

ける認知機能改善療法の取り組みが北アメリカにおいて確固たるものであり，
おそらく（今現在も）増大し続けていることを示唆しています。

1 節　1990 年代の北アメリカにおける認知機能改善療法の定義と理論的根拠

　2010 年にイタリアのフィレンツェで開催された認知機能改善のための専門家ワークショップによると，認知機能改善療法は「認知過程（注意，記憶，実行機能，メタ認知または社会認知）の改善，および改善された機能の維持と般化を目的とした行動の訓練による介入（behavioral training intervention）」と定義されました。統合失調症患者の認知機能に焦点を当てた認知機能改善療法といった新しい治療は，北アメリカで 1990 年代に初めてかなり注目されるようになりました。なかでも，2 つのキーとなる要因によって認知機能改善療法への関心が高まりました。まず 1 つ目は，統合失調症患者の注意，ワーキングメモリ，エピソード記憶，言語，問題解決などの様々な認知機能評価において，マッチングさせた健常統制群と比較して，1 ～ 2 SD の障害があることを示す研究（例，Heinrichs & Zakzanis, 1998; Saykin et al., 1991, 1994）が急増したことがあげられます。これらの知見は，認知機能障害が精神病症状の二次的な

症状ではないことを示した研究（Green, 1996）と認知機能障害は長期の抗精神病薬の使用によって医原的に生じるものでないことを示した研究（Medalia et al., 1988; Saykin et al., 1994）によって支持され，認知機能障害は統合失調症の中核的な症状であると考えられるようになりました。次に2つ目の要因として，統合失調症における認知機能障害は心理社会的機能と密接に関係があることが明らかになりました。実際，カリフォルニア大学ロサンゼルス校のMichael Green ら（2000）が，統合失調症の認知機能障害と転帰の関係に関して急増している文献を分析的に要約し，整理しています。そして，認知機能障害が統合失調症患者の3つの転帰に重要な役割を果たしていることが以下のように示されています。

①コミュニティでの転帰：第三評価者が患者に対して友人や知人はどのくらいいるか，どのように働いており，また，どのくらいの頻度で働いているか，どのようなコミュニティ活動に参加しているかなどをたずねる臨床評価尺度で評価される転帰で，これらの尺度は，当事者と家族または介護者双方からの情報によって評価される。

②道具的スキルと社会的な問題解決力の実験室での評価：動物園を見て回る際のプラン，または社会的なやりとりの一場面を見て，その状況にどのように反応し，どのように最適なロールプレイをするかといった特定の生活活動スキルが求められる課題の遂行で，これらの尺度は典型的には実験室で実施され，課題の遂行は検査者によって直接観察される。

③心理社会的技能訓練プログラムでの前進：行動に基づいたトレーニングプログラムの研究によって，会話の始め方，再燃の徴候を認識する方法，服薬管理の方法などのスキルの獲得が測定される。これらのプログラムにおけるスキルの獲得は，治療セッションごとに注意深くモニターされる。

　これらの研究で様々な認知スキルが3領域すべての転帰と関連があることが示され，認知機能障害の治療に関する強い根拠が示されたといえます。なお，この分野に関する研究が増加した後も，統合失調症における認知機能と転帰との関係については，当初からの観察が確証され，横断的にも，縦断的にも認知機能と転帰には関連があることが示されました（Green et al., 2004）。

2節　北アメリカにおける認知機能改善療法の初期の研究

　北アメリカにおける統合失調症のいくつかの重要な初期の認知機能改善療法研究は，ワシントン D. C. の国立精神衛生研究所と St. Elizabeth 病院の Terry Goldberg ら（1987）によって始まりました。彼らは統合失調症患者において，概念的柔軟性の重要な測度であるウィスコンシンカード分類検査（WCST）での問題を示しました。また，そのことはカードごとに詳細な教示を与えても不変であることを示しました。これらの結果から，統合失調症患者は精神状態短時間検査（MMSE）によって測定されるような認知症ではないことが明らかになりました。また，参加者は提示された単語リストを繰り返すことで単語学習が可能であり，学習できないことは全般的な認知機能障害というよりは，特定の障害であることも示唆されています。これらの所見から，統合失調症患者の認知機能障害は前頭葉機能の障害と関連があるという考えが支持されました。これらの研究結果に応じて，WCST のスキルの訓練方法に関する研究が増えてゆき（Kurtz et al., 2001 のレビューを参照），多くの研究結果は肯定的なものでした。実際に，これらの研究の効果量の分析の結果，カードごとに教示を与える方法，足場づくりの教示，セルフモニタリングやその他の介入によって，WCST の保続エラー，カテゴリーおよび概念レベルの反応がすべて改善しうることが示されました。これらの研究の平均効果量はかなり大きいといえます（$d=.96$）。ただし，これらの研究では介入の効果を同一の検査で評価していたため，練習効果による限界がありました。また，介入は短期的なもので（場合によってはほんの数分間），認知機能の一側面をターゲットとしたものでしたが，これらの知見は少なくとも統合失調症の認知機能がより包括的で持続的な認知機能改善療法プログラムの開発のための初期の説明原理に基づいた行動的トレーニングによって変化しうることを示しました。

3節　北アメリカにおける認知機能改善療法トレーニングの現在のモデル

　認知機能改善療法トレーニングのアプローチは様々な方法でまとめられますが，北アメリカにおける現在の研究を概観すると，認知機能改善療法プログラムは5つの主要なカテゴリーに分けることが可能です。すなわち，①ボトムアップ・アプローチ，②神経心理学的アプローチ，③動機づけに基づくアプローチ，④代償的アプローチ，および⑤混合モデルアプローチ，です。

1. ボトムアップ・アプローチ

　北アメリカにおける認知機能トレーニングのボトムアップ・アプローチは，カリフォルニア大学サンフランシスコ校とミネソタ大学の Sophia Vinogradov たちの報告（Fisher et al., 2009, 2010, 2016）が最も良い例になっています。このアプローチは特定の感覚系の神経可塑性を促進するように計画された認知機能改善療法プログラムであるという特徴があります。広範な課題での練習（典型的には50時間以上）を実施することによるこの認知機能改善療法実践の目的は，基本となる感覚表現の信頼性を高めることによって，感覚系の神経の組織化を修正することでした。同様に，これらの感覚表現は，注意やワーキングメモリなどの前頭葉を介する認知機能と関連があると仮定されました（Ragland et al., 2008）。このアプローチでは，認知機能はより高次の認知系が関与する感覚記憶の精度の良さによって強化されると仮定されています。これまで，これらのボトムアップ・アプローチによる介入は優れた治療として評価されてきましたが，統合失調症における他の心理社会的な介入との関係についてはほとんどわかっていません。このボトムアップ・アプローチの研究では，中枢神経系で神経発達，神経機能および神経可塑性において重要な役割を果たす脳由来神経栄養因子 BDNF の血中濃度のようなバイオマーカーを同定する試みもしばしば行われてきました。

　最近の報告では，Fisher ら（2016）が87名の慢性統合失調症の外来患者を対象にこのアプローチを実施した研究を報告しています。この研究で参加者は，

聴覚トレーニング群か聴覚トレーニングと同じ期間コンピューターゲームをする統制条件群かのどちらかに割り当てられました。聴覚トレーニング（AT）は週5回で10週以上実施され，AT群で使われたソフトウェアは，ワーキングメモリの課題の難易度が上昇すると同時に，参加者が徐々に聴覚刺激の時間特性と周波数特性をより正確に区別できるように計画されていました。課題は変調された音の広がりの連続的な周波数の時間的順序というシンプルな判断から始まり，談話処理というより複雑なトレーニングまであります。このソフトでは，課題の刺激数の増加，刺激間隔の減少および刺激提示の持続時間を変更することでワーキングメモリの負荷を上昇させました。問題は課題の難易度に対応して，トレーニングの開始時点では高い確率で課題の達成が確認され（80%が正解），その後，課題の成績の上昇または低下に応じて課題の難易度は調節されました。結果，AT後の参加者はコンピューターゲーム統制群と比べて，全般的な認知機能，処理速度，言語学習および言語記憶で有意に成績が良くなりました。血液中のBDNFの値はAT条件の参加者のほうが高く，トレーニングをすることによって健常統制群の血中BDNFの値と同じレベルになりました。一方，介入群で，短縮版生活の質尺度（Quality of Life Scale: QLS）で測定されたコミュニティ機能の改善は明らかではありませんでした。

2. 神経心理学的アプローチ

　認知機能改善療法の神経心理学的アプローチは，注意，ワーキングメモリ，エピソード言語記憶，非言語記憶，問題解決力，抑制，言語，感覚，運動機能を含む標準化された臨床神経心理学検査で明らかになる認知機能障害に直接焦点を当てています。神経心理学的アプローチは，典型的にそれぞれの認知機能の主要な領域をターゲットにしてトレーニングをする介入であり，注意のようなより基本的な認知機能のトレーニングから開始し，ワーキングメモリやエピソード記憶のようなより複雑な機能，それから言語や問題解決のスキルなどのさらに複雑なトレーニングで終了します。認知機能改善療法プログラムでの練習は，普通，広い範囲の演習があり，演習課題成績の向上を最大限にするために，課題の難易度は注意深く考慮されています。演習は各認知機能領域を評価するために使用する測度の特徴と類似したものが盛り込まれています。

認知機能改善療法の神経心理学的アプローチの最も引用された例の1つで，Bell ら（2001）は無作為比較試験で神経認知促進療法（Neurocognitive Enhancement Therapy: NET）とよばれる認知機能改善療法プログラムの効果を検討しました。この研究では，退役軍人（VA）病院の65名の慢性統合失調症患者は，神経心理学的障害の重症度によって分けられ，VA 病院の治療プログラムのみか，VA 病院の治療と神経心理学的アプローチ NET を行うかに無作為に割り当てられました。NET は6か月間で認知機能のトレーニングを週に5時間まで受けるプログラムで，同時に研究を期間内に実施した患者の認知機能検査の結果のフィードバックと，毎週の社会機能のためのグループがあります。

　トレーニングは基本的な視標追跡（注意の維持），単語と数字の系列再生（ワーキングメモリのトレーニング），プランニングのトレーニング(実行機能)，および両耳分離聴課題の会得などが含まれていました。両耳分離聴課題では，参加者は 30 〜 90 秒の間，左耳で提示される詩を無視しながら，右耳で提示された物語を聴き取ることが求められました。そして，物語の内容について質問することによって，その遂行が評価されました。すべての課題の難易度はそれぞれの参加者にとって「ちょうど良い」レベルになるように注意深く調整されました。ワーキングメモリの課題では，課題の難易度はリストを学習するために与えられた時間の長さや，課題が提示されてから参加者が反応するまでの遅延時間の長さを変えることで調整されました。プランニングの課題では，系列項目数を増やしていくこと，一方で，両耳分離聴課題では，左耳に提示される妨害刺激は，最初は小さな音で提示されますが，参加者の課題成績が上昇するにつれて徐々に音量を上げられました。遂行の高いレベルでは，より難易度を上げるために，妨害刺激の音量はターゲットの音量よりも大きくなり，物語もより長い刺激が右耳に提示されました。

　これらの研究結果は，作業療法のみの条件群と比べて，NET と作業療法をどちらも行った条件群のほうが，実行機能とワーキングメモリの改善が見込まれました。統合失調症患者の NET トレーニング後のワーキングメモリの成績は 45％から 77％に上昇しました。また，就労に関する転帰を追跡したところ，作業療法と NET を両方に参加した患者は，就労に関するより良い転帰を示し

ました（Bell et al., 2005）。

　NET に類似した神経心理学的アプローチによる最近の研究では，他の活動を取り入れた統制群と比較して，このタイプのプログラムが効果的であることが示されてきました。例えば，筆者らの研究（Kurtz et al., 2007）では，筆者らが提供した注意の維持，注意分配および注意の転換，言語および非言語のワーキングメモリ，言語のエピソードの再生，セットの移行で構成されている集中的な神経心理学的アプローチに基づいた認知機能プログラムの単盲検法の無作為比較試験で認知機能改善療法の効果を検討しました。参加者は 42 名の統合失調症患者で，ランダムに認知機能改善療法介入群か，マイクロソフトオフィス（MS Word, PowerPoint や Excel）のコンピューターによるレッスンを受ける統制群に割り当てられました。なお，両群の患者は同様のコンピューターの使用時間と臨床家とのやりとりおよび認知課題へ取り組むことが求められました。どちらの条件群も身体運動，就労に関する相談，集団療法，目標設定，ケースマネジメント，服薬管理を含む週に 3 日，9 〜 17 時までの包括的な外来治療プログラムを受けました。結果は，認知機能改善療法トレーニングを受けた群は，コンピュータースキルトレーニング群より，ワーキングメモリの改善が優っていました。どちらの群でも実行機能，エピソード記憶および処理速度の改善が認められました。フォローアップ研究では，これらの結果が再現され，認知機能改善療法と社会技能訓練（SST）両方に参加していた患者は，SSTとコンピュータースキルトレーニング群と比べて共感に関する測度で改善が認められました（Kurtz et al., 2015）。

3.　動機づけに基づくアプローチ

　北アメリカの文献でもう 1 つの重要な認知機能改善療法アプローチは，治療として患者の動機づけを最大にすることを目的に考案されたプログラムについてのものです。この動機づけに基づくアプローチによると，認知機能改善療法プログラムは全般的に陰性症状，特にモチベーションの障害が統合失調症患者の不良な転帰に影響し，治療への関与とリハビリテーション・プログラムから得られる力に対して特別な役割をする，モチベーションの障害に対処するためにデザインされています。認知機能改善療法プログラムは，内的なモチベーショ

ンが最大限になるとする現代の心理学的モデルを使用し（例，Ryan & Deci, 2000），認知機能改善療法が実施される臨床場面にこれらの原理を適用しています（Medalia et al., 2009）。これらのプログラムで用いられている方略は，患者の選択の促進，課題の文脈との結びつきや，個別の結びつき，認知機能改善療法に参加している間にゲームのような経験を促進するための豊富な感覚の環境を作るなどのプログラムを通してモチベーションを高めるために使用されました。また，これらのプログラムは典型的には，特定の認知機能演習や特定の治療アウトカムとの関係に焦点を当てることは少なく，むしろ障害によって低下した動機づけの機能を高めるために計画された原理に基づいてまとめられています。

このモデルはコロンビア大学の Alice Medalia らの研究によって最もよく例示されており，リハビリテーションへの神経心理学的および教育的アプローチ（Neuropsychological and Educational Approach to Rehabilitation: NEAR）とよばれています。一例をあげると，Medalia ら（2002a）は 54 名の慢性統合失調症入院患者の問題解決力の障害に対する認知機能改善療法アプローチを検討しました。この研究では，参加者は 5 週間 1 回 25 分の NEAR のセッションを週に 2 回参加しました。そして，参加者は演繹的推論，プランニングおよびまとめ上げのスキルを教わるために作られた「*Where in the USA is Carmen Sandiego?*」とよばれるソフトウエア・プログラムで作業をしました。この作業の目的は，容疑者と同定して追跡して逮捕するために与えられた情報を解釈して模擬刑事事件を解決することでした。仮説の立て方を手助けするための詳細な情報を使用する練習に加えて，臨床家が「あなたは何を選択しますか？」「何がヒントや証拠でしょうか」といった決められた質問をしました。プログラムには，患者が日常生活場面で学習している課題を文脈に当てはめることよって学習環境の大事でない側面を個々人でコントロールし，多様な感覚環境を作ることで，学習や内的動機づけを高めるための教育原理が採用されました。結果は，「*Carmen Sandiego*」課題での改善と同時に，介入では直接トレーニングしていない問題解決力への般化が見られました。

認知機能改善療法のための転帰と動機づけを高めるための NEAR によるアプローチの原則での最も直接的な評価で，Choi と Medalia（2010）が数学学

習課題での内的動機づけを促進することによって，学習の動機づけを高めるための3つのアプローチを検討しました。すなわち，①意味のある文脈で情報を提示する，②参加者が個人的に関心のあるテーマを示す，③参加者の制御を強化するための課題の提示による選択肢を提供する，です。「高い」内的に動機づけられた（intrinsic motivation: IM）数学の課題が，モチベーションを高める特徴がない数学の練習課題と比較されました。「高い」IM課題では，第一に，アイコンとストーリーラインを「Wild West（西部地方）」をテーマにした文脈で数学の問題を解くことによって，ゲームのような要素が促進されました。第二に，参加者に友人の名前，趣味，好きな食べ物，ニックネームなどをたずね，これらの名前などを課題に取り入れることによって，個人個人に合うことを課題に増やしました。第三に，参加者は彼ら自身で難易度を選択でき，カウボーイか馬車のアイコンのようなゲームで進めるかを選択することで，課題要素ごとに制御を高めていきました。57名の慢性統合失調症スペクトラム障害の患者は10～30分のセッションで行う数学の学習課題の2つのバージョンの中の1つに割り振られました。結果は，数学課題のトレーニングに対する高い動機づけ群は，より数学のスキルを獲得し，課題に対する内発的動機づけ，治療後の自分の能力に対する信念，さらに訓練後の注意機能も向上していました。これまでにこの動機づけに基づくアプローチは，他の無作為比較試験からも実証的な支持を得ており，トレーニングで使用したものとは別の神経心理学的測度での改善と治療セッションの4週間後も効果が持続することが示されました（Medalia et al., 2002b）。

4. 代償的アプローチ

　北アメリカにおけるもう1つの主要な認知機能改善療法のアプローチに，認知スキルの改善と機能的転帰を高める1つの方法として，方略トレーニングのまとまったプログラムが開発されました。このアプローチでは，統合失調症患者で特定の認知機能領域を直接高めるための方法として，課題の練習に焦点を当てる代わりに，外的補助の使用（例：ノートの使用）に焦点を当てつつ，内的な方略の適用（例：記憶の仕方）などの多様な方略が教示されます。

　北アメリカにおける代償的アプローチの最も有名な研究は，カリフォルニア

大学サンディエゴ校（UCSD）の Elizabeth Twamley ら（2012）によって開発されました。このアプローチでは，内的および外的な方略がセッションで教授され，それから，それらの方略は日常生活場面で確かめられ，転移に関する問題はグループで困ったことに焦点を当てて話し合われます。幅広い課題の練習は，これらの方略を自動的に使用できるようになるために提供されます。この特定のプログラムは，代償的認知機能トレーニング（Compensatory Cognitive Training: CCT，本書第3章参照）とよばれ，認知機能障害の主要な以下の4領域をターゲットとしています。

　①展望記憶，すなわち後からすることになっている課題の記憶
　②注意機能と集中力
　③学習と記憶
　④問題解決と認知的柔軟性

　この展望記憶のセッションでは，患者はまず未来にする必要がある課題の優先順位づけから教わります。それから，優先順位に応じて未来にする活動を記憶することを教わります。そして，朝食をとることのようなルーチンの活動をカレンダーで確認することで，1日に何度かカレンダー確認することを教わります。他のグループ活動は，短期記憶を維持する方法として視覚化などの内的な方略があります。もう1つの会話注意方略の練習では，以下の4つのステップを通して練習します。すなわち，①積極的に聞く，②会話の妨げになるものを取り除く，③質問する，④言い換える，です。他のアプローチは，情報をまとめる，言語的な情報を覚えておくために頭字語を作る，つぶやきを使う，などがあります。このプログラムは12セッションからなり，1週間に2時間を1回，たいていの場合はグループで行われます。ホームワークは日常生活での結びつきを日々自覚するために，このトレーニングで重要なこととなっています。

　これまでに，このアプローチを検討した Twamley ら（2012）の主要な研究では，69名の年配（40代）の慢性外来精神病患者はランダムに CCT 介入と標準の薬物療法を12週間行う群と，標準の薬物療法のみを行う群に割り振られました。介入は2つの精神保健センターで行われました。神経心理学的機能，機能的能力は第一の転帰として，精神症状，生活の質（QOL），社会機能，認

知的洞察, 自己評価による日常生活機能は二次的な転帰として測定されました。評価は, ベースラインと治療直後とさらにその3か月後のフォローアップ時に行われました。結果は, CCT のプログラムの訓練要素としては使用しなかった測度である注意と言語記憶において効果が得られました。陰性症状は, セッション終了直後と3か月後のフォローアップ時で改善が認められました。主観的な QOL は, 3か月後のフォローアップ時で改善されました。これらの結果は, 初回エピソードの精神疾患の患者で高い再現性を示していました。Mendella ら (2015) の研究では, 治療期間が6か月間より短い統合失調症患者および関連した精神疾患患者はランダムに CCT か一般的な治療かに割り振られました。CCT 治療群は, 認知機能の総合点で効果量が大きい改善と関連がありました。これは, 視覚探索の速度 (Trails A) の改善と感情スキルの管理 (MSCEIT) が改善したことによるものと思われました。

5. 混合プログラム

　北アメリカでのいくつか研究チームは, 実質的なトレーニングは介入の重要要素として, 認知スキルをターゲットとする標準化したリハビリテーション・プログラムを開発しました。本章のこれまでのところで説明したプログラムとは異なり, これらの介入は, 社会認知や社会的な情報を処理する能力が基礎となる技能や社会機能といった, 障害の他の特徴をターゲットにしたトレーニングがかなり採用されています。「認知機能促進療法 (Cognitive Enhancement Therapy: CET)」はよく研究されている認知機能改善療法の混合モデルで, Gerard Hogarty と Sam Flesher (1999) によって開発され, Shaun Eack ら (2016) によって実質的に検証されました。回復期の介入として開発され, 発達の障害として統合失調症を捉えながらも, CET でのトレーニングは「要旨」や「認知的柔軟性」といった未成熟ないし未発達な思考スキルの強化に焦点を当てています。これらの介入は, 統合失調症でしばしば障害される成人の認知的処理の主要な節目であると考えられている他者の視点取得や社会的な場面の評価を高めるために計画されています。これらの練習は, 社会的な相互作用でより深い意味処理を増進させ, 「逐語的な」記憶や発達の初期と関係がある具体的思考にあまり依存しないように計画されています (Hogarty & Flesher, 1999 参

照)。

　これらの介入は典型的に，週に2回，1〜1.5時間のセッションを6か月間，維持的抗精神病薬の治療と支持的な心理療法とともになされます。治療はヴィジランスを高め，無関係な刺激を抑制し，聴覚，視覚モダリティの注意の転換の改善を目的とした注意機能に関するトレーニングで構成されています。ワーキングメモリのトレーニングには，抽象的な原理といった，より要旨を把握することを発展させることが含まれています。そしてスキルの強化としては，より抽象的なカテゴリーに単語を分類することが中心に展開されています。

　実行機能のトレーニングでは，分析的な論理や戦略的なプランニングに焦点を当てています。この介入の第二段階では，56週以上で週に1.5時間のセッションがあります。このトレーニングの第二の段階では，参加者が自身の認知機能の問題，自らの目標とその目標を達成するための方略を述べることが求められる，グループでの練習があります。パートナーとペアになって，概念化と「サウンドバイト（sound bites）」または *USA Today* のようなポピュラー雑誌で見かける特集ページの簡単な要約を効果的に伝えることが練習に含まれています。他にも，実生活の社会的ジレンマの解決，要旨に応じて解決する必要のある対人関係の葛藤を反映している「凝縮されたメッセージ」や8〜10語だけの「電報」を含む練習があります。よりチャレンジングなルーチンで，参加者は修正のフィードバックを受けながらグループの前で，自己紹介または友人の紹介を練習するように求められる「中心ステージ」社会的エクササイズが含まれます。

　この多様な側面を持つ介入を検討した無作為比較試験で，このアプローチは強く支持されました。特に，Hogarty ら（2004）の研究は最初にこのアプローチを検討した研究の1つで，症状が安定し，認知機能障害の基準を満たした121名の外来患者に CET の効果を1年，さらに2年後のフォローアップで検討しました。第一のアウトカムは処理速度，神経認知，認知スタイル，社会認知，社会適応および症状でした。心理教育と対処スキルに焦点を当てた支持的集団療法の結果と比較されました。CET の効果は神経認知と処理速度においては示されましたが，行動指標に関してはわずかな効果のみ示されました。24か月後では，2つの神経心理学的機能の指標と認知スタイル，社会認知および社会適応の効果がみられました。最近の研究では，薬物乱用患者への介入の可

能性も示されており，薬物使用の減少（50%）が示されただけでなく，CET グループにおいてアルコール摂取の減少に伴って，神経認知，社会認知，社会適応の有意な効果が示されました（Eack et al., 2016）。

　2つ目の重要な混合アプローチは，ネブラスカ大学の Will Spaulding らによって開発されました。認知プロセス標的アプローチと言われた，Spaulding らがスイスで開発した包括的な心理社会的治療の認知の要素を当てはめた「統合心理療法（Integrated Psychological Therapy: IPT）」（Brenner et al., 1992）とよんでいる介入です。IPT は 30 ～ 60 分のセッションを週に 3 回，5 ～ 7 人の参加者で行うグループ・アプローチです。IPT は 5 つの下位プログラムに分けられ，そのうちの 3 つがこの研究で選択されました。すなわち，認知的分化，社会知覚および言語的コミュニケーションであり，効果的な社会的相互作用に必要と考えられる能力をターゲットにしたモジュールがあります。この介入研究（Spaulding et al., 1999）では，社会技能訓練や社会生活機能のトレーニング，行動修正，自己管理の教育と訓練，作業療法，家族教育，社会サービスを含む，様々な他の心理社会的介入からなる入院患者のための集中的なリハビリテーションに，IPT のこれらの要素を追加した効果が評価されました。これらの介入は 1 週間あたり 10 ～ 50 時間の活動で構成されていました。統制群は臨床家とのやりとり，グループ療法に費やす時間，グループのサイズをマッチングさせた支持的グループ療法に参加している患者でした。IPT のトレーニングは概念操作とそれに関連する操作練習をするために計画された活動が含まれていました。例えば，プログラムの一部として使われる分類課題は，参加者に違う色，大きさ，形の対象の分類の仕方をたずねます。社会知覚の下位プログラムは，社会的情報の処理を練習するように計画された活動を含んでいます。代表的な活動としては，社会的な場面に関わる人々の絵についてまとまった吟味をし，叙述することを含んでいます。言語的コミュニケーションの下位プログラムは，注意，ワーキングメモリを含む言語によるコミュニケーションの認知的基礎を練習するため計画されています。例えば，参加者が他の参加者の言語的な陳述を言葉通りに，ないしは言い換えて繰り返すことが求められます。第一のアウトカムは社会的能力の測度を標準化することであり，第二のアウトカムは，社会的能力のいかなる観察された改善の基礎になるものを期待される認知機能で

した。

　参加者は統合失調症と診断され，リハビリテーションユニットに入居しており，複数の治療でうまくいっていない慢性期の患者 90 人でした。結果は，IPT の認知下位プログラムの治療を受けた慢性統合失調症入院患者は，統制治療群と比べて，社会的場面の把握，問題場面の理解および当面の状況を照合することで改善していました。刺激の詳細な処理の素早さを見る測度，理解スパンテストで，IPT の下位プログラムを標準のリハビリテーションに追加した群とは異なる効果が示されました。なお，どちらの群も他の様々な標準化された神経心理機能の測度で改善が示されました。

4 節　認知機能改善の説明要因

　北アメリカの 6 つの研究は，ベースライン時の人口統計学的属性，病気と認知機能改善療法による効果の認知機能の要因との関係を検討しました。Fiszdon ら（2005）は，58 人の慢性統合失調症患者の簡単な記憶課題のトレーニング後の正常化された変数を示す可能性（健常統制群の 1SD 以内への回復）に対する人口統計，症状，経過と神経認知機能の変数との関係について検討しました。彼女らは理解，コンピューター・アシスト，神経心理学的なドリル練習改善プログラム（NET）の要素からなる課題について検討しました。臨床研究への登録する時点でより強く持続的ヴィジランスが，治療介入後の成績の改善の可能性をより予測するといった仮説が立てられました。結果は予測の通りに，持続した視覚的ヴィジランスは，言語記憶の即時再生，治療終了後とフォローアップ時，敵意の測度が認知機能改善療法のプロトコルで選択した記憶課題のノーマライゼーションの変化の分散の 70％を説明しました。

　Medalia と Richardson（2005）は，認知機能改善療法の効果の「良好な反応」は何によって促進されているのかを調べるために，参加者の変数と治療に関する変数を分析しました。モチベーションは報告されてきましたが，認知機能改善療法のセッションへの自発的な参加（治療の強さ），働き方，臨床家の経験

の指標も同様に重要な説明因子であり，これらは認知機能改善療法の効果と最も密接に関連がありました。持続した注意は，精神病の入院と外来の3つのサンプルで唯一関連がある認知機能の測度でした。彼らの研究では，改善は，動機づけを基本とする NEAR 治療プログラムの内容とは別の神経認知のアウトカムの測度によって定義されました。データ分析方略として，信頼できる変化指標（RCI）を使うことで，この分析の参加者は，神経心理機能測度で5%以下の確率で良好な変化が見られた場合，「改善した」として分類されました。

　Kurtz ら（2009）は4つの神経心理機能測度と結晶性の言語能力，聴覚的注意持続とワーキングメモリ，言語学習と記憶，および問題解決と，2つの症状評価の測度，すなわち，陽性・陰性症状評価尺度（Positive and Negative Syndrome Scale: PANSS）による陽性症状と陰性症状の合計，および治療プロセスに関する変数である治療の強度，治療期間，課題遂行に基づく日常生活機能評価尺度，コンピューターのアシスト付き認知機能改善療法の1年後の変化の関係を検討しました。この研究では，36名の統合失調症または統合失調感情障害の外来患者に，集中的な外来リハビリテーション治療の1つとして提供されました。結果は，単回帰モデルで，モデル内の他のすべての神経認知の変数を統制しても，聴覚注意とワーキングメモリは認知機能改善療法後の課題遂行に基づく日常生活機能の変化の分散量を有意に予測しました。

　説明因子として構造的な神経指標を用いた最初の研究では，Keshavan ら（2011）が50人の統合失調症患者を無作為に CET 群か支持的療法に割り当て，「脳予備力」の測度と治療のアウトカムの関係を検討しました。治療前の皮質領域は，灰白質の体積と表面積（GM/CS）で測定され，認知機能と社会機能のアウトカムは病初期段階にある患者で2年後に測定され，疾患プロセス（側頭葉と前頭葉体積）との関連がより密接にあると仮定された構造は，治療への反応を予測するより大きな役割を担っていると仮定されました。この研究では，いくつかの興味深い結果が示されました。第一に，全体的にベースライン時での体積と表面積は，認知機能の課題の成績ではなく，社会認知課題の成績の改善と関連がありました。第二に，1年後の評価では，体積と表面積が小さい患者と体積と表面積が大きい患者で治療の反応に大きな差がありました。しかし両群は，2年後の評価では CET 治療の反応の大きさが類似していました。重

要なことは，すべての関係は特異的であったということです。すなわち体積と表面積は，統制訓練条件群の変化に対するこれらの測度の予測値と直接比較すると，介入群での効果をより予測するということです。

　扁桃体，海馬，島皮質などを含む側頭葉の領域で，最初の1年目にCETの改善と関連があるというはっきりしたエビデンスがありましたが，これらの効果は脳全体の体積を調節すると統計的に有意ではなくなりました。

　Lindenmayerら（2017）は，12週間，神経心理学に基づいた認知機能改善療法の介入に参加した137人の統合失調症患者，統合失調感情障害患者，または双極性障害患者で，人口統計学的特性，症状評価による症状の変数，認知機能と社会機能を説明（予測）変数として検討した結果，認知機能領域の変化は，信頼性のある変化指数で評価されました。この研究の62人の参加者は，少なくとも1つの認知機能の領域が改善しました。ベースラインでのより良好な処理速度，注意またはヴィジランスおよびワーキングメモリは，認知機能改善療法のポジティブな効果を予測しました。年齢がより若く，教育水準がより高く，より短い入院日数，PANSSの陰性症状と解体症状の低さといった要因は付加的な予測因子でした。

　認知機能改善療法の効果に対する臨床的要因として，病識を評価した唯一のこれまでの研究であるBenoitら（2016）の研究は，20人の認知機能障害がある統合失調症患者で，24セッションある認知機能改善療法プログラム後の認知機能の改善に対する予測因子として，ベック認知的洞察尺度（BCIS）で測られた認知的洞察の役割について検討しました。その認知機能改善療法プログラムはコンピューター・アシストが付き，神経心理学に基づいた認知機能のトレーニングでしたが，注意，記憶，実行機能をターゲットとしており，課題の難易度は多様なものでした。また，トレーニングの6セッションにはグループによる話し合いが含まれていました。認知機能のベースラインの水準を統制することで，結果はBCISの下位要素の自己確信性または認知の修正に対する抵抗が，処理速度と視覚記憶の改善と最も関連がありましたが，他の認知機能領域との関連はないことが示されました。BCISの自己内省尺度は認知機能の改善とは何の関連もありませんでした。

5節　要約と結論

　1980 年代半ば，統合失調症患者に対して，概念的柔軟性に関した認知機能改善のための教示を与えても改善しないことが初めて報告されました（Goldberg et al., 1987）。しかしその後，北アメリカにおける過去 25 年間の多くの研究から，主要な 5 つの認知機能改善療法アプローチが生み出されました。これらのアプローチはそれぞれ無作為比較試験によってまだ少ないながらも実証的な支持を得ました。それらは①ボトムアップ・アプローチ，②神経心理学的アプローチ，③動機づけに基づいたアプローチ，④代償的アプローチ，および⑤混合モデルアプローチです。これらのプログラムは統合失調症の，基本的な感覚，注意，記憶，問題解決，言語，コミュニティ機能（対人関係），課題遂行に基づく日常生活機能，リハビリテーションから利益を得る能力の障害などの広範囲な認知機能障害の安定しかつ確かな所見に基づいてきました。北アメリカにおける認知機能改善療法プログラムの効果の予測因子の研究は，基本的な注意，ワーキングメモリ，動機づけのレベル，年齢や教育，自分自身の認知プロセスでの誤りをあえて見るための意欲などの態度，これらすべては認知機能改善療法における良好な転帰に寄与していると思われます。

　今後の展望としては，①それぞれの認知機能改善療法のプログラムを比較して，プログラムを決定し，これらのプログラムの中で認知の改善を生み出すのに最も効果的なエクササイズを決定すること，②コミュニティ機能の測度を用いて，認知機能改善療法による認知機能の改善の遠転移を最大化させる方法を学ぶこと，③実証的に支持された認知機能改善療法アプローチをエビデンスのある他の心理社会的介入といかに組み合わせるかを理解すること，④認知機能改善療法によって達成されるどの認知機能がより長い期間維持されるかのメカニズムを理解すること，などがあげられます。

文 献

第 1 章

American Psychological Association (2007). *Catalog of clinical training opportunities: best practices for recovery and improved outcomes for people with serious mental illness.* Ver.2.0. https://www.apa.org/practice/resources/grid/catalog.pdf (2020 年 3 月 5 日閲覧)

American Psychiatric Association (2020). *Practice guideline for the treatment of patients with schizophrenia.*

Bell, M., Bryson, G., Greig, T., & Corcoran, C. (2001). Neurocognitive enhancement therapy with work therapy: effects on neuropsychological test performance. *Archives of General Psychiatry,* **58**, 763-768.

Ben-Yishay, Y., Piasetsky, E. B., & Rattok, J. (1987). A systematic method for ameliorating disorders in basic attention. In M. J. Meier, A. L. Benson, L. Diller (Eds.), *Neuropsychological rehabilitation* (p.165-181). Guilford Press.

Birchwood, M., & Jackson, C. (2006). *Schizophrenia.* Psychology Press Ltd.

Bowie, C. R., Bell, M. D., Fiszdon, J. M., Johannesen, J. K., Lindenmayer, J. P., McGurk, S. R., Medalia, A. A., Penadés, R., Saperstein, A. M., Twamley, E. W., Ueland, T., Wykes, T. (2020). Cognitive remediation for schizophrenia: An expert working group white paper on core techniques. *Schizophrenia Research,* **215**, 49-53.

Chapman, L. J., & Chapman, J. P. (1978). The measurement of differential deficits. *Journal of Psychiatric Research,* **14**, 303-311.

Brenner, H. D., Roder, V., Hodel, B., Kienzle, N., Reed, D., & Liberman, R. P. (1994). *Integrated psychological therapy for schizophrenic patients (IPT).* Seattle: Hogrefe & Huber.

Deakin, J. F., Slater, P., Simpson, M. D., Gilchrist, A. C., Skan, W. J., Royston, M. C., Reynolds, G. P., & Cross, A. J. (1989). Frontal cortical and left temporal glutamatergic dysfunction in schizophrenia. *Journal of Neurochemistry,* **52**, 1781-1786.

De Corte, E. (2003). Transfer as the productive use of acquired knowledge, skills, and motivations. *Current Directions in Psychological Sciences,* **12**, 142-146.

Dickinson, D., Ramsey, M. E., & Gold, J. M. (2007). Overlooking the Obvious. *Archives of General Psychiatry,* **64** (5), 532-542.

Harvey, P. D., McGurk, S. R., Mahncke, H., & Wykes, T. (2018). Controversies in Computerized Cognitive Training. *Biological Psychiatry: Cognitive Neuroscience and Neuroimaging,* **3** (11), 907-915.

Heinrichs, R. W., & Zakzanis, K. K. (1998). Neurocognitive deficit in schizophrenia: A quantitative review of the evidence. *Neuropsychology,* **12**, 426-445.

Hogarty, G. E., Flesher, S., Ulrich, R., Carter, M., Greenwald, D., Pogue-Geile, M., Kechavan, M., Cooley, S., DiBarry, A. L., Garrett, A., Parepally, H., & Zoretich, R. (2004). Cognitive enhancement therapy for schizophrenia: effects of a 2-year randomized trial on cognition and behavior. *Archives of General Psychiatry*, **61** (9), 866-876.

Kern, R. S., Green, M. F., Mintz, J., & Liberman, R. P. (2003). Does 'errorless learning' compensate for neurocognitive impairments in the work rehabilitation of persons with schizophrenia? *Psychological Medicine*, **3**, 433-442.

Kolb, B., & Whishaw, I. Q. (1983). Performance of schizophrenic patients on tests sensitive to left or right frontal temporal, and parietal function in neurologic patients. *Journal of Nervous and Mental Disease*, **171**, 435-443.

Kurtz, M. M., Moberg, P. J., Mozley, L. H., Swanson, C. L., Gur, R. C., & Gur R. E. (2001). Effectiveness of an attention-and memory-training program on neuropsychological deficits in schizophrenia. *Neurorehabil Neural Repair*, **15**, 75-80.

Kurtz, M. M., & Sartory, G. (2010). Treatment approaches with a special focus on neurocognition: overview and empirical results. In V. Roder, & A. Medalia (Eds)., Neurocognition and social cognition in schizophrenia patients: Basic concepts and treatment. *Key Issues in Mental Health*, **177**, 37-49.

Lopez-Luengo, B., & Vazquez, C. (2003). Effects of Attention Process Training on cognitive functioning of schizophrenic patients. *Psychiatry Research*, **119**, 41-53.

Matsui, M., Arai, H., Yonezawa, M., Sumiyoshi, T., Suzuki, M., & Kurachi, M. (2009). The effects of cognitive rehabilitation on social knowledge in patients with schizophrenia. *Applied Neuropsychology*, **16** (3), 158-164.

McGurk, S. R., Twamley, E. W., Sitzer, D. I., McHugo, G. J., & Mueser, K. T. (2007). A meta-analysis of cognitive remediation in schizophrenia. *American Journal of Psychiatry*, **164**, 1791-1802.

Nemoto, T., Yamazawa, R., Kobayashi, H., Fujita, N., Chino, B., Fujii, C., Kashima, H., Rassovsky, Y., Green, M. F., & Mizuno, M. (2009). Cognitive training for divergent thinking in schizophrenia: a pilot study. *Progress in Neuro-psychopharmacology & Biological Psychiatry*, **33** (8), 1533-1536.

NICE (2019). Overview psychosis and schizophrenia in adults: prevention and management guidance.
https://www.nice.org.uk/guidance/cg178/resources/psychosis-and-schizophrenia-in-adults-prevention-and-management-pdf-35109758952133 (2020 年 3 月 5 日閲覧)

Ohoula, D. C., Hyde, T. M., & Kleinman, J. E. (1993). The role of serotonin in schizophrenia: an overview of the nomenclature, distribution and alterations of serotonin receptors in the cerebral nervous system. *Psychopharmacology*, **112**, S5-S15.

Saykin, A. J., Gur, R. C., Gur, R. E., Mozley, P. D., Mozley, L. H., Resnick, S. M., Kester, B., & Stafiniak, P. (1991). Neuropsychological function in schizophrenia; selective impairment in memory and learning. *Archives of General Psychiatry*, **48**, 618-624.

Schaefer, J., Giangrande, E., Weinberger, D. R., & Dickinson, D. (2013). The global cognitive impairment in schizophrenia: Consistent over decades and around the world. *Schizophrenia Research*, **150** (1), 42-50.

Silverstein, S. M., Menditto, A. A., & Stuve, P. (2001). Shaping attention span: an operant conditioning procedure to improve neurocognition and functioning in schizophrenia.

Schizophrenia Bulletin, **27**, 247-257.

Sohlberg, M. M., & Mateer, C. A. (1987). Effectiveness of an attention-training program. *Journal of Clinical and Experimental Neuropsychology*, **9**, 117-130.

Wykes, T., Brammer, M., Mellers, J., Bray, P., Reeder, C., Williams, C., & Corner, J. (2002). Effects on the brain of a psychological treatment: cognitive remediation therapy: functional magnetic resonance imaging in schizophrenia. *British Journal of Psychiatry*, **181**, 144-152.

Wykes, T., Huddy, V., Cellard, C., McGurk, S. R., & Czobor, P. (2011). A meta-analysis of cognitive remediation for schizophrenia: methodology and effect sizes. *American Journal of Psychiatry*, **168**, 472-485.

Wykes, T., & Reeder, C. (2005). *Cognitive Remediation Therapy for Schizophrenia: Theory & Practice*. New York: Routledge. 松井三枝(監訳)(2011). 統合失調症の認知機能改善療法　金剛出版

Wykes, T., Reeder, C., Corner, J. Williams, C., & Everitt, B. (1999). The effects of neurocognitive remediation on executive processing in patients with schizophrenia. *Schizophrenia Bulletin*, **25**, 291-307.

Wykes, T., Reeder, C., Williams, C., Corner, J., Rice, C., & Everitt, B. (2003). Are the effects of cognitive remediation therapy (CRT) durable? Results from an exploratory trial in schizophrenia. *Schizophrenia Research*, **61**, 163-174.

第 2 章

Baddeley, A., & Wilson, B. A. (1994). When implicit learning fails: Amnesia and the problem of error elimination. *Neuropsychologia*, **32**, 53-68.

Brenner, H., Kraemer, S., Hermaytz, M., & Hodel, B. (1990). Cognitive treatment in schizophrenia. In E. Straube & K. Hahlweg (Eds.), *Schizophrenia: Models and Interventions* (pp. 161-191). Heidelberg: Springer.

Delahunty, A., & Morice, R. (1993). *The frontal executive program, a neurocognitive rehabilitation program for schizophrenia* (2nd ed.). Albury, NSW, Australia: New South Wales Department of Health.

Delahunty, A. & Morice, R. (1996). Rehabilitation of frontal/executive impairments in schizophrenia. *Australian & New Zealand Journal of Psychiatry*, **30**, 760-767.

Delahunty, A., Reeder, C., Wykes, T., Morice, R., & Newton, E. (2002). *Revised cognitive remediation therapy manual*. London: Institute of Psychiatry.

Freedman, M., & Oscar-Berman, M. (1986). Bilateral frontal lobe disease and selective delayed response deficits in humans. *Behavioural Neuroscience*, **100**, 337-342.

Goldman-Rakic, P. S. (1987). Circuitry of the primate prefrontal cortex and regulation of behavior by representational memory. *Handbook of Physiology*, 373-418.

Delahunty, A., & Morice, R. (1993). *A manual for neurocognitive rehabilitation for patients with chronic schizophrenia; frontal/executive program*. Albury, NSW, Australia: Mental Health Unit, South West Health Districts. 松井三枝・柴田多美子・少作隆子(訳)(2015). 前頭葉・実行機能プログラム(FEP)～認知機能改善のためのトレーニング実践マニュアル・

臨床家ガイド付き〜　新興医学出版社

Miyajima, M., Omiya, H., Yamashita, K., Yambe, K., Matsui, M., & Denda, K. (2018). Therapeutic responses to a frontal/executive programme in autism spectrum disorser: comparison with schizophrenia. *Hong Kong Journal of Occupational Therapy*, **31** (2), 69-75.

Omiya, H., Yamashita, K., Miyata, T., Hatakeyama, Y., Miyajima, M., Yambe, K., Matsumoto, I., Matsui, M., Toyomaki, A., & Denda, K. (2016). The effects of cognitive remediation therapy using the frontal/executive program for treating chronic schizophrenia. *Open Psychology Journal*, **9**, 121-128.

大宮秀淑・山家研司・松本　出・松井三枝・傳田健三 (2014). 慢性期統合失調症患者に対する認知機能改善療法 (CRT) の効果研究：前頭葉／実行機能プログラム (FEP) による症例報告　精神科治療学, **29** (6), 811-816.

Penadés, R., Catalán, R., Salamero, M., Boget, T., Puig, O., Guarch, J., & Gastó, C. (2006). Cognitive remediation therapy for outpatients with chronic schizophrenia: a controlled and randomized study. *Schizophrenia Research*, **87** (1-3), 323-331.

Puig, O., Penadés, R., Baeza, I., De la Serna, E., Sánchez-Gistau, V., Bernardo, M., & Castro-Fornieles, J. (2014). Cognitive remediation therapy in adolescents with early-onset schizophrenia: a randomized controlled trial. *Journal of the American Academy of Child & Adolescent Psychiatry*, **53** (8), 859-868.

Sohlberg, M. M., & Mateer, C. A. (1986). *Attention Process Training*. Washington: Association for Neuro psychological Research and Development.

Stuss, D. T., & Benson, D. F. (1986). *The frontal lobes*. Raven Press.

Tan. S., Zou, Y., Wykes, T., Reeder, C., Zhu, X., Yang, F., Zhao, Y., Tan, Y.., Fan, F., & Zhou, D. (2016). Group cognitive remediation therapy for chronic schizophrenia: A randomized controlled trial. *Neuroscience Letters*, **626**, 106-111.

Wykes, T., Reeder, C., Corner, J., Williams, C., & Everitt, B. (1999). The effects of neurocognitive remediation on executive processing in patients with schizophrenia. *Schizophrenia Bulletin*, **25** (2), 291-307.

Wykes, T., Newton, E., Landau, S., Rice, C., Thompson, N., & Frangou, S. (2007a). Cognitive remediation therapy (CRT) for young early onset patients with schizophrenia: an exploratory randomized controlled trial. *Schizophrenia Research*, **94** (1-3), 221-230.

Wykes, T., Reeder, C., Williams, C., Corner, J., Rice, C., & Everitt, B. (2003). Are the effects of cognitive remediation therapy (CRT) durable? Results from an exploratory trial in schizophrenia. *Schizophrenia research*, **61** (2-3), 163-174.

Wykes, T., Reeder, C., Landau, S., Everitt, B., Knapp, M., Patel, A., & Romeo, R. (2007b). Cognitive remediation therapy in schizophrenia: randomized controlled trial. *The British Journal of Psychiatry*, **190**, 421-427.

Wykes, T. & Reeder, C. (2005). *Cognitive Remediation Therapy for Schizophrenia*. Routledge. 松井三枝 (監訳) (2011). 統合失調症の認知機能改善療法　金剛出版

American Psychiatric Association (2013). *Diagnostic and statistical manual of mental disorders (5th ed.).* Arlington, VA: American Psychiatric Association Publishing.

Ayers, C. R., Dozier, M. E., Twamley, E. W., Saxena, S., Granholm, E., Mayes, T. L., & Wetherell, J. L. (2018). Cognitive Rehabilitation and Exposure/Sorting Therapy (CREST) for hoarding disorder in older adults: a randomized clinical trial. *The Journal of Clinical Psychiatry*, **79** (2), 85-93.

Baker-Ericzén, M. J., Fitch, M. A., Kinnear, M., Jenkins, M. M., Twamley, E. W., Smith, L., Montano, G., Feder, J., Crooke, P. J., Winner, M. G., & Leon, J. (2018). Development of the supported employment, comprehensive cognitive enhancement, and social skills program for adults on the autism spectrum: results of initial study. *Autism*, **22** (1), 6-19.

Bayley, P. J., Franscino, J. C., & Squire, L. R. (2005). Robust habit learning in the absence of awareness and independent of the medial temporal lobe. *Nature*, **436** (7050), 550-553.

Berenbaum, H., Kerns, J. G., Vernon, L. L., & Gomez, J. J. (2008). Cognitive correlates of schizophrenia signs and symptoms: III. Hallucinations and delusions. *Psychiatry Research*, **159** (1-2), 163-166.

Bilder, R. M., Godman, R. S., Robinson, D., Reiter, G., Bell, L., Bates, J. A., Pappadopulos, E., Wilson, D. F., Alvir, J. M., Woerner, M. G., Geisler, S., Kane, J. M., & Lieberman, J. A. (2000). Neuropsychology of first-episode schizophrenia: initial characterization and clinical correlate. *American Journal of Psychiatry*, **157** (4), 549-559.

Bowie, C. R., Grossman, M., Gupta, M., Oyewumi, L. K., & Harvey, P. D. (2014). Cognitive remediation in schizophrenia: efficacy and effectiveness in patients with early versus long-term course of illness. *Early Intervention in Psychiatry*, **8** (1), 32-38.

Delahunty, A., & Morice, R. (1993). *A manual for neurocognitive rehabilitation for patients with chronic schizophrenia; frontal/executive program.* Albury, NSW, Australia: Mental Health Unit, South West Health Districts. 松井三枝・柴田多美子・少作隆子 (訳)(2015). 前頭葉・実行機能プログラム (FEP)：認知機能改善のためのトレーニング実践マニュアル・臨床家ガイド付き　新興医学出版社

Eack, S. M., Hogarty, G. E., Cho, R. Y., Prasad, K. M., Greenwald, D. P., Hogarty. S. S., & Keshavan, M. S. (2010). Neuroprotective effects of cognitive enhancement therapy against gray matter loss in early schizophrenia: Results from a 2-year randomized controlled trial. *Archives of General Psychiatry*, **67** (7), 674-682.

Gold, J. M. (2004). Cognitive deficits as treatment targets in schizophrenia. *Schizophrenia Research.*, **72**, 21-28.

Green, M. F., Kern, R. S., Braff, D. L. & Mintz, J. (2000). Neurocognitive deficits and functional outcome in schizophrenia: are we measuring the "right stuff"? *Schizophrenia Bulletin*, **26** (1), 119-136.

Heaton, R., Paulsen, J. S., McAdams, L. A., Kuck, J., Zisook, S., Braff, D., Harris, J., & Jeste, D. V. (1994). Neuropsychological deficits in schizophrenia: relationship to age, chronicity, and dementia. *Archives of General Psychiatry*, **51** (6), 469-476.

Heinrichs, R. W., & Zakzanis, K. K. (1998). Neurocognitive deficit in schizophrenia: a quantitative review of the evidence. *Neuropsychology*, **12** (3), 426-445.

Jeong, J. H., Na, H. R., Choi, S. H., Kim, J., Na, D. L., Seo, S. W., Chin, J., Park, S. A., Kim, E. J., Han, H. J., Han, S. H., Yoon, S. J., Lee, J. H., Park, K. W., Moon, S. Y., Park, M. H., Choi, M. S., Han, I. W., Lee, J. H., Lee, J. S., Shim, Y. S., & Kim, J. Y. (2016). Group- and home-based cognitive intervention for patients with mild cognitive impairment: a randomized, controlled trial. *Psychotherapy and Psychosomatics*, **85** (4), 198-207.

Kéri, S., Juhász, A., Rimanóczy, A., Szekeres, G., Kelemen, O., Cimmer, C., Szendi, I., Benedek, G., & Janka, Z. (2005). Habit learning and the genetics of the dopamine D3 receptor: evidence from patients with schizophrenia and healthy controls. *Behavioral Neuroscience*, **119** (3), 687-693.

Mahmood, Z., Kelsven, S., Cadenhead, K., Wyckoff, J., Reyes-Madrigal, F., de la Fuente-Sandoval, C., & Twamley, E. W. (2020). Compensatory cognitive training for Latino youth at clinical high risk for psychosis: study protocol for a randomized controlled trial. *Frontiers in Psychiatry*, **10**, 951. doi: 10.3389/fpsyt.2019.00951

松井三枝・大塚貞男 (2016). 代償的認知トレーニング (Compensatory Cognitive Training : CCT) 日本語版の紹介 精神医学, **58** (3), 245-253.

Matsui, M., Yuuki, H., Kato, K., Takeuchi, A., Nishiyama, S., Bilker, W. B. & Kurachi, M. (2007). Schizotypal disorder and schizophrenia: a profile analysis of neuropsychological functioning in Japanese patients. *Journal of the International Neuropsychological Society*, **13**, 672-682.

Mendella, P. D., Burton, C. Z., Tasca, G. A., Roy, P., Louis, L. S., & Twamley, E. W. (2015). Compensatory cognitive training for people with first-episode schizophrenia: results from a pilot randomized controlled trial. *Schizophrenia Research*, **162**, 108-111.

McGurk, S. R., & Meltzer, H. Y. (2000). The role of cognition in vocational functioning in schizophrenia. *Schizophrenia Research*, **45** (3), 175-184.

McGruk, S. R., Twamley, E. W., Sitzer, D. I., Mchugo, G. J., & Mueser, K. T. (2007). A meta-analysis of cognitive remediation in schizophrenia. *American Journal of Psychiatry*, **164** (12), 1791-1802.

Meuser, K. T., Deavers, F., Penn, D. L., & Cassisi, J. E. (2013). Psychosocial treatment for schizophrenia. *Annual Review of Clinical Psychology*, **9**, 465-497.

根本隆洋・藤井千代・三浦勇太・茅野 分・小林啓之・山澤涼子・村上雅昭・鹿島晴雄・水野雅文 (2008). 社会機能評価尺度 (Social Functioning Scale；SFS) 日本語版の作成および信頼性と妥当性の検討 日本社会精神医学会雑誌, **17** (2), 188-195.

Nuechterlein, K. H., Subotnik, K. L., Green, M. F., Ventura, J., Asarnow, R. F., Gitlin, M. J., Yee, C. M., Gretchen-Doorly, D., & Mintz, J. (2011). Neurocognitive predictors of work outcome in recent-onset schizophrenia. *Schizophrenia Bulletin*, **37**, 33-40.

Otsuka, S., Matsui, M., Hoshino, T., Miura, K., Higuchi, Y., & Suzuki, M. (2015). The effectiveness and applicability of compensatory cognitive training for Japanese patients with schizophrenia: a pilot study. *Advances in Psychiatry*, vol. 2015, Article ID 314804, 12 pages.

Twamley, E. W., Jak, A. J., Delis, D. C., Bondi, M. W., & Lohr, J. B. (2014). Cognitive

Symptom Management and Rehabilitation Therapy (CogSMART) for veterans with traumatic brain injury: pilot randomized controlled trial. *Journal of Rehabilitation Research and Development*, **51** (1), 59-70.

Twamley, E. W., Savla, G. N., Zurhellen, C. H., Heaton, R. K., & Jeste, D. V. (2008). Development and pilot testing of a novel compensatory cognitive training intervention for people with psychosis. *American Journal of Psychiatric Rehabilitation*, **11** (2), 144-163.

Twamley, E. W., Thomas, K. R., Burton, C. Z., Vella, L., Jeste, D. V., Heaton, R. K., & McGurk, S. R. (2019). Compensatory cognitive training for people with severe mental illnesses in supported employment: a randomized controlled trial. *Schizophrenia Research.*, **203** (1), 41-48.

Twamley, E. W., Vella, L., Burton, C. Z., Heaton, R. K., & Jeste, D. V. (2012). Compensatory Cognitive Training for Psychosis: effects in randomized controlled trial. *Journal of Clinical Psychiatry*, **73** (9), 1212-1219.

Vidarsdottir, O. G., Roberts, D. L., Twamley, E. W., Gudmundsdottir, B., Sigurdsson, E., & Magnusdottir, B. B. (2019). Integrative cognitive remediation for early psychosis: results from a randomized controlled trial. *Psychiatry Research*, **273** (3), 690-698.

Vinogradov, S., Fisher, M., Holland, C., Shelly, W., Wolkwitz, O., & Mellon, S. H. (2009). Is serum brain-derived neurotrophic factor a biomarker for cognitive enhancement in schizophrenia? *Biological Psychiatry*, **66**, 549-553.

Wexler, B. E., Anderson, M., Fullbright, R. K., & Gore, J. C. (2000). Preliminary evidence of improved verbal working memory performance and normalization of task-related frontal lobe activation in schizophrenia following cognitive exercises. *American Journal of Psychiatry*, **157** (10), 1694-1697.

Wykes, T., Huddy, V., Cellard, C., McGruk, S. R., & Czobor, P. (2011). A meta-analysis of cognitive remediation for schizophrenia: Methodology and effect sizes. *American Journal of Psychiatry*, **168** (5), 472-485.

Wykes, T., & Reeder, C. (2005). *Cognitive Remediation Therapy for Schizophrenia; Theory & Practice.* New York: Routledge. 松井三枝 (監訳) (2011). 統合失調症の認知機能改善療法 金剛出版

Yung, A. R., Yuen, H. P., McGorry, P. D., Phillips, L. J., Kelly, D., Dell' Olio, M., Francey, S. M., Cosgrave, E. M., Killackey, E., Stanford, C., Godfrey, K., & Buckby, J. (2005). Mapping the onset of psychosis: the comprehensive assessment of at-risk mental states. *Australian & New Zealand Journal of Psychiatry*, **39** (11-12), 964-971.

第4章

Bowie, C. R., Grossman, M., Gupta, M., Oyewumi, K. L., & Harvey, P. D. (2013). Cognitive remediation in schizophrenia: efficacy and effectiveness in patients with early versus long-term course of illness. *Early Intervention in Psychiatry*, **8**, 32-38.

Choi, J., & Medalia, A. (2010). Intrinsic motivation and learning in a schizophrenia spectrum sample. *Schizophrenia Research*, **118,** 12-19.

Fiszdon, J. M., Kurtz, M. M., Choi, J., Bell, M. B., & Martino, S. (2015). Motivational interviewing to increase cognitive rehabilitation adherence in schizophrenia *Schizophrenia Bulletin*, **42**, 327-334.

Harvey, P. D., & Sherma, T. (2002). *Understanding and treating cognition in schizophrenia.* United Kingdom: Martin Dunitz. 丹羽真一・福田正人 (監訳) (2004). 統合失調症の認知機能ハンドブック 南江堂

Lee, R. S. C., Redoblado-Hodge, M. A., Naismith, S. L., Hermans, D. F., & Porter, M. A. (2012). Cognitive remediation improves memory and psychosocial functioning in first-episode psychiatric outpatients. *Psychological Medicine*, **43**, 1161-1173.

McGurk, S. R., Twamley, E. W., Sitzer, D. I., McHugo, G. J., & Mueser, K. T. (2007). A meta-analysis of cognitive remediation of schizophrenia. *American Journal of Psychiatry*, **164** (12), 1791-1802.

Medalia, A., & Choi, J. (2009). Cognitive remediation in schizophrenia. *Neuropsychological Review*, **19**, 353-364.

Medalia, A., Hearlands, T., Saperstein, A., & Revheim, N. (2018). *Remediation of cognitive deficits for psychological disorders (2nd Ed.).* New York: Oxford University Press.

Medalia, A., Revheim, N., & Hearlands, T. (2002). *Remediation of cognitive deficits in psychiatric patients: A clinician's manual.* Unpublished manuscript. 中込和幸・最上多美子 (監訳) (2008). 「精神疾患における認知機能障害の矯正法」臨床家マニュアル 星和書店

Medalia, A., Revheim, N., & Hearlands, T. (2009) *Remediation of cognitive deficits for psychological disorders.* New York: Oxford University Press.

Medalia, A., & Richardon, R. (2005). What predicts a good response to cognitive remediation interventions? *Schizophrenia Bulletin*, **31**, 942-953.

Medalia, A., Saperstein, A. M., Hansen, M. C., & Seonjoo, L. (2016). Personalized treatment for cognitive dysfunction in individuals with schizophrenia spectrum disorders. *Neuropsychological Rehabilitation*, doi: 09602011.2016.1189341.

Rogers, P., & Redoblado-Hodge, M. A. (2006). A multi-site trial of cognitive remediation in schizophrenia: An Australian sample. *Paper presented at the 9th annual conference on Cognitive Remediation in Psychiatry.* New York.

Ryan, R. M., & Deci, E. l. (2000). Self-determination theory and the facilitation of intrinsic motivation, social development, and well-being. *American Psychologist*, **55**, 68-78.

Twamley, E. W., Burton, C. Z., & Vella, L. (2011). Comensatory cognitive raining for psychosis: Who benefits? Who stays in treatment? *Schizophrenia Bulletin*, **37**, S55-62.

Wykes, T., Huddy, V., Cellard, C., McGuek, S. R., & Czobor, P. (2011). A meta-analysis of cognitive remediation for schizophrenia: Methodology and effect sizes. *American Journal of Psychiatry*, **168**, 472-485.

第 5 章

Bortolato, B., Miskowiak, K. W, Köhler C. A., Vieta, E., & Carvalho, A. F. (2015). Cognitive dysfunction in bipolar disorder and schizophrenia: a systematic review of meta-analyses. *Neuropsychiatric Disease and Treatment*, **17** (11), 3111-25.

Chan, J. Y., Hirai, H. W., & Tsoi, K. K. (2015). Can computer-assisted cognitive remediation improve employment and productivity outcomes of patients with severe mental illness? A meta-analysis of prospective controlled trials. *Journal of Psychiatric Research*, **68**, 293-300.

Green, M. F., & Nuechterlein, K. H. (1999). Should schizophrenia be treated as a neurocognitive disorder? *Schizophrenia Bulletin*, **25** (2), 309-19.

Ikebuchi, E., Sato, S., Yamaguchi, S., Shimodaira, M., Taneda, A., Hatsuse, N., Watanabe, Y., Sakata, M., Satake, N., Nishio, M., & Ito, J. (2017). Does improvement of cognitive functioning by cognitive remediation therapy effect work outcomes in severe mental illness? A secondary analysis of a randomized controlled trial. *Psychiatry and Clinical Neurosciences*, **71**, 301-308.

Kaneda, Y., & Keefe, R. S. E. (2015). An abbreviated version of the brief assessment of cognition in schizophrenia (BACS). *The European Journal of Psychiatry*, **29**, 131-134.

Matsuda, Y., Morimoto, T., Furukawa, S., Sato, S., Hatsuse, N., Iwata, K., Kimura, M., Kishimoto, T., & Ikebuchi, E. (2016). Feasibility and effectiveness of a cognitive remediation programme with original computerised cognitive training and group intervention for schizophrenia: a multicentre randomised trial. *Neuropsychological Rehabilitation*, **6**, 1-11.

McGurk, S. R., Mueser, K. T., Feldman, K., Wolfe, R., & Pascaris, A. (2007). Cognitive training for supported employment: 2-3 year outcomes of a randomized controlled trial. *American Journal of Psychiatry*, **164**, 437-441.

McGurk, S. R., Mueser, K. T., & Pascaris, A. (2005). Cognitive training and supported employment for persons with severe mental illness: one-year results from a randomized controlled trial. *Schizophrenia Bulletin*, **31** (4), 898-909.

McGurk, S. R., Mueser, K. T., Watkins, M. A., Dalton, C. M., & Deutsch, H. (2017). The Feasibility of Implementing Cognitive Remediation for Work in Community Based Psychiatric Rehabilitation Programs. *Psychiatric Rehabilitation Journal*, **40**, 79-86.

McGurk, S. R., Mueser, K. T., Xie, H., Feldman, K., Shaya, Y., Klein, L., & Wolfe, R. (2016). Cognitive remediation for vocational rehabilitation nonresponders. *Schizophrenia Research*, **175**, 48-56.

佐藤さやか (2016). 文部科研 H25-27 年度 若手研究 (B)「精神障がい者への就労支援現場で使用可能な評価法の開発と基礎的資料の整備」研究成果報告書
https://kaken.nii.ac.jp/ja/file/KAKENHI-PROJECT-25871175/25871175seika.pdf（2019年4月30日閲覧）

Sato, S., Iwata, K., Furukawa, S., Matsuda, Y., Hatsuse, N., & Ikebuchi, E. (2013). The effects of the combination of cognitive training and supported employment on improving clinical and working outcomes for people with schizophrenia in Japan. *Clinical Practice & Epidemiology in Mental Health*, **7** (10), 18-27.

佐藤さやか・梅田典子・小野彩香・池淵恵美 (2016). 認知機能リハビリテーションは就労支援にどのように役立つのか　精神科臨床サービス, **16**, 364-370.

Schaefer, J., Giangrande, E., Weinberger, D. R., & Dickinson, D. (2013). The global cognitive impairment in schizophrenia: consistent over decades and around the world. *Schizophrenia Research*, **150** (1), 42-50.

Tsang, H. W., Leung, A. Y., & Chung, R. C. (2010). Review on vocational predictors: a systematic review of predictors of vocational outcomes among individuals with schizophrenia: an update since 1998. *Australian & New Zealand Journal of Psychiatry,* **44** (6), 495-504.

Vauth, R., Corrigan, P. W., Clauss, M., Dietl, M., Dreher-Rudolph, M., Stieglitz, R. D., & Vater, R. (2005). Cognitive strategies versus self-management skills as adjunct to vocational rehabilitation. *Schizophrenia Bulletin,* **31** (1), 55-66.

Wexler, B. E., & Bell, M. D. (2005). Cognitive remediation and vocational rehabilitation for schizophrenia. *Schizophrenia Bulletin,* **31** (4), 931-41.

Yamaguchi, S., Sato, S., & Horio, N. (2017). Cost-effectiveness of cognitive remediation and supported employment for people with mental illness: a randomized controlled trial. *Psychological Medicine,* **47**, 53-65.

第 6 章

Bartholomeusz, C. F., Allot, K., Killackey, E., Liu, P., Wood, S. J., & Thompson, A. (2013). Social Cognition Training as an Intervention for improving functional outcome in first-episode psychosis: a feasibility study. *Early Intervention in Psychiatry,* **7**, 421-426.

Combs, D. R., Adams, S. D., Penn, D. L., Roberts, D., Tiegreen, J., & Stem, P. (2007). Social Cognition and Interaction Training (SCIT) for inpatients with schizophrenia spectrum disorders: Preliminary findings. *Schizophrenia Research,* **91**, 112-116.

Combs, D. R., Penn, D. L., Tiegreen, A. J., Nelsom, A., Ledet, S. N., & Basso, M. R. (2009). Stability and generalization of Social Cognition and Interaction Training (SCIT) for schizophrenia. *Schizophrenia Research,* **112**, 196-197.

Hasson-Ohayon, H., Mashiacn-Eizenberg, M., Roberts, D. L., & Roe, D. (2014). Social Cognition and Interaction Training: preliminary results of an RCT in a community setting in Israel. *Psychiatric Services,* **65**, 555-558.

Kurz, M. M., & Richardson, C. L. (2011). Social cognitive training for schizophrenia: A meta-analytic investigation of controlled research. *Schizophrenia Bulletin,* **38**, 1092-1104.

Lahara, G., Benito, A., Montes, J. M., Fernandes-Liria, A., Olbert, C. M., & Penn, D. L. (2013). Social Cognition and Interaction Training (SCIT) for outpatients with bipolar disorder. *Journal of Affective Disorders,* **146**, 132-136.

Penn, D. L., Roberts, D. L., Munt, E. D., Jones, N., & Sheitman, B. (2005). A pilot study of Stability and generalization of Social Cognition and Interaction Training (SCIT) for schizophrenia. *Schizophrenia Research,* **80**, 357-359.

Roberts, D. L., Combs, D. R., Willoughby, M., Mints, J., Gibson, C., Rupp, B., & Penn, D. L. (2014). A randomized, controlled trial of Social Cognition and Interaction Training (SCIT) for outpatients with schizophrenia spectrum disorders. *British Journal of Clinical Psychology,* **53**, 281-298.

Roberts, D. L., & Penn, D. L. (2009). Social Cognition and Interaction Training (SCIT) for outpatients with schizophrenia: A preliminary study. *Psychiatry Research,* **166**, 141-147.

Roberts, D. L., Penn, D. L., & Combs, D. R. (2007). *Social cognition and interaction training*

(*SCIT*) *treatment manual*. 中込和幸・兼子幸一・最上多美子 (監訳) (2011). 社会認知ならびに対人関係のトレーニング (SCIT) 治療マニュアル　星和書店

Turner-Brown, L. M., Perry, T. D., Dichter, G. S., Bodfish, J. W., & Penn, D. L. (2008). Brief report: feasibility of Social Cognition and Interaction Training for adults with high functioning autism. *Journal of Autism and Developmental Disorders*, **38** (9), 1777-1784.

Voutilainen, G., Kouhia, T., Roberts, L. D., & Oksanen, J. (2016). Social Cognition and Interaction Training (SCIT) for adults with psychotic disorders: A feasibility study in Finland. *Behavioral and Cognitive Psychotherapy*, **44**, 711-716.

Wang, Y., Roberts, D. L., Xu, B., Cao, R., Yan, M., & Jiang, W. (2013). Social Cognition and Interaction Training for patients with stable schizophrenia in Chinese community settings. *Psychiatry Research*, **210**, 751-755.

第 7 章

Blackwood, N. J., Howard, R. J., Bentall, R. P., & Murry R. M. (2001). Cognitive neuropsychiatric models of persecutory delusions. *American Journal of Psychiatry*, **158,** 527-539.

Eichner, C., & Berna, F. (2016). Acceptance and efficacy of Metacognitive Training (MCT) on Positive Symptoms and delusions in patients with schizophrenia: a meta-analysis taking into account important moderators. *Schizophrenia Bulletin*, **42**, 952-962.

Jiang, J., Zhang, L., Zhipei, Z., Wei, L., & Chunbo, L. (2015). Metacognitive training for schizophrenia: A systematic review. *Shanghai Archives of Psychiatry*, **27** (3), 149-157.

Ishikawa, R., Ishigaki, T., Shimada, T., Tanoue, H., Yoshinaga, N., Oribe, N., Morimoto, T., Matsumoto, T., & Hosono, M. (2020). The efficacy of extended metacognitive training for psychosis: A randomized controlled trial. *Schizophrenia Research*, **215**, 399-407.

石垣琢麿 (2012). メタ認知トレーニング (Metacognitive Training: MCT) 日本語版の開発　精神医学, **54** (9), 939-947.

石垣琢麿・則包和也・川添郁夫・丹野義彦・細野正人 (2014). 個人用メタ認知トレーニング (Metacognitive Training plus: MCT+) 日本語版の開発　精神医学, **56**, 65-74.

狩野俊介 (2018). 自閉症スペクトラムの児童生徒におけるメタ認知トレーニングを応用したグループワークの有効性の検討：スクールソーシャルワーカーによる特別支援学級での取り組み　日本精神保健福祉士協会誌, **49** (2), 203-212.

狩野俊介, 細野正人 (2017). ひきこもり家族教室におけるメタ認知トレーニングの応用可能性の検討：パイロットプログラム参加家族による自由記述の質的分析　日本精神保健福祉士協会誌, **48** (1), 63-71.

Liu. Y., Tang, C., Hung, T., Tsai, P., & Lin, M. (2018). The Efficacy of Metacognitive Training for Delusions in Patients with Schizophrenia: A Meta-Analysis of Randomized Controlled Trials Informs Evidence-Based Practice. *Worldviews on Evidence -Based Nursing*, **15** (2), 130-139.

Moritz, S., & Woodward, T. S. (2006). A generalized bias against disconfirmatory evidence in schizophrenia. *Psychiatry Research*, **142**, 157-165.

Moritz, S., & Woodward, T. S. (2007). Metacognitive training in schizophrenia: from basic research to knowledge translation and intervention. *Current Opinion of Psychiatry*, **20**, 619-625.

Randjbar, S., Veckenstedt, R., Vizthum, F., Hottenrott, B., & Moritz, S. (2011). Attributional biases in paranoid schizophrenia: Further evidence for a decreased sense of self-causation in paranoia. *Psychosis*, **3**, 74-85.

van Oosterhout, B., Smit, F., Krabbendam, L., Castelein, S., Staring, A., & van der Gaag, M. (2016). Metacognitive training for schizophrenia spectrum patients: A meta-analysis on outcome studies. *Psychological Medicine*, **46** (1), 47-57.

Woodward, T. S., Munz, M., Le Clerc, C., & Lecomte, T. (2009). Change in delusion is associated with change in "jumping to conclusions". *Psychiatry Research*, **170**, 24-127.

第 8 章

Bell, M., Bryson, G., Greig, T., Corcoran, C., & Wexler, B. E. (2001). Neurocognitive enhancement therapy with work therapy. *Archives General Psychiatry*, **58**, 763-768.

Bell, M., Bryson, G., Greig, T., Fiszdon, J., & Wexler, B. E. (2005). Neurocognitive enhancement therapy with work therapy: Productivity outcomes at 6 and 12-months. *Journal Rehabilitation Research and Development*, **42**, 829-838.

Benoit, A., Harvey, P. O., Bherer, L., & Lepage, M. (2016). Does the Beck Cognitive Insight Scale predict response to cognitive remediation in schizophrenia? *Schizophrenia Research and Treatment*. 2016; Article ID 6371856.6pages.
http://dx.doi.org/10.1155/2016/6371856

Bracy, O. (1995). *PSS CogRehab, Version 95.* USA: Indianapolis: Psychological Software Services, Inc.

Brenner, H. D, Hodel, B., Roder, V., & Corrigan, P. (1992). Treatment of cognitive dysfunctions and behavioral deficits in schizophrenia. *Schizophrenia Bulletin*, **18**, 21-26.

Choi, J., & Medalia, A. (2010). Intrinsic motivation and learning in a schizophrenia-spectrum sample. *Schizophrenia Research*, **118**, 12-19.

Eack, S. M., Hogarty, S. S., Bangalore, S. S., Keshavan, M. S., & Cornelius, J. R. (2016). Patterns of substance abuse during cognitive enhancement therapy: An 18-month randomized feasibility study. *Journal of Dual Diagnosis*, **12**, 74-82.

Fisher, M., Holland, C., Merzenich, M. M., Vinogradov, S. (2009). Using neuroplasticity-based auditory training to improve verbal memory in schizophrenia. *American Journal of Psychiatry*, **166**, 805-811.

Fisher, M., Holland, C., Subramaniam, K., & Vinogradov, S. (2010). Neuroplasticity-based cognitive training in schizophrenia: an interim report on effects 6-month later. *Schizophrenia Bulletin*, **36**, 869-879.

Fisher, M., Mellon, S. H., Wolkowitz, O., & Vinogardov, S. (2016). Neuroscience informed auditory training in schizophrenia: A final report of the effects on cognition and serum brain-derived neurotrophic factor. *Schizophrenia Research: Cognition*, **3**, 1-7.

Fiszdon, J. M., Cardenas, A. S., Bryson, G. J., & Bell, M. D. (2005). Predictors of remediation success on a trained memory task. *The Journal of Nervous and Mental Disease*, **193** (9),

602-608.

Green, M. F. (1996). What are the functional consequences of neurocognitive deficits in schizophrenia? *American Journal of Psychiatry*, **153**, 321-330.

Green, M. F., Kern, R. S., Braff, D., & Mintz, J. (2000). Neurocognitive deficits and functional outcome in schizophrenia: are we measuring the "right stuff"? *Schizophenia Bulletin*, **26** (1), 119-136.

Green, M. F., Kern, R. S., & Heaton, R. K. (2004). Longitudinal studies of cognition and functional outcome in schizophrenia: implications for MATRICS. *Schizophrenia Research*, **72** (1), 41-51.

Goldberg, T. E., Weinberger, D. R., Berman, K. F., Pliskin, N. H., & Podd, M. H. (1987). Further evidence for dementia of the prefrontal type? *Archives of General Psychiatry*, **44**, 1008-1014.

Heinrichs, R. W., & Zakzanis, K. K. (1998). Neurocognitive deficit in schizophrenia: a quantitative review of the evidence. *Neuropsychology*, **12**, 426-445.

Hogarty, G. E., & Flesher, S. (1999). Developmental theory for a cognitive enhancement of schizophrenia. *Schizophrenia Bulletin*, **25**, 677-692.

Hogarty, G. E., Flesher, S., Ulrich, R., Carter, M., Greenwald, D., Pogue-Geile, M., Kechavan, M., Cooley, S., DiBarry, A. L., Garrett, A., Parepally, H., & Zoretich, R. (2004). Cognitive enhancement therapy for schizophrenia. Effects of a 2-year randomized trial on cognition and behaviour. *Archives of General Psychiatry*, **61**, 866-876.

Keshavan, M. S., Eack, S. M., Wojtalik, J. A., Prasad, K. M., Francis, A. N., Bhojraj, T. S., Greenwald, D. P., & Hogarty, S. S. (2011). A broad cortical reserve accelerates response to cognitive enhancement therapy in early course schizophrenia. *Schizophrenia Research*, **130**, 123-129.

Kurtz, M. M., Seltzer, J. C., Fujimoto, M., Shagan, D. S., & Wexler, B. E. (2009). Predictors of change in life skills in schizophrenia after cognitive remediation. *Schizophrenia Research*, **109**, 267-274.

Kurtz, M. M., Seltzer, J. C., Shagan, D. S., Thime, W. R., & Wexler, B. E. (2007). Computer-assisted cognitive remediation in schizophrenia: What is the active ingredient? *Schizophrenia Research*, **89,** 251-260.

Kurtz, M. M., Moberg, P. J., Gur, R. C., & Gur, R. E. (2001). Approaches to cognitive rehabilitation in schizophrenia: A review and meta-analysis. *Neuropsychology Review*, **11** (4), 197-210.

Lindenmayer, J. P., Ozog, V. A., Khan, A., Ljuri, I., Fregenti, S., & McGurk, S. R. (2017). Predictors of response to cognitive remediation in service recipients with severe mental illness. *Psychiatric Rehabilitation Journal*, **40**, 61-69.

Medalia, A., Gold, J., & Merriam, A. (1988). The effects of neuroleptics on neuropsychological test results of schizophrenics. *Archives Clinical Neuropsychology*, **3**, 249-271.

Medalia, A., Revheim, N., & Herlands, T. (2009). *Cognitive Remediation for Psychological Disorders: Therapist Guide*. New York, NY, USA: Oxford University Press.

Medalia, A., Revheim, N., & Casey, M. (2002a). Remediation of problem-solving skills in schizophrenia. *Schizophrenia Bulletin, 27*, 259-267.

Medalia, A., Revheim, N., & Casey, M. (2002b). Remediation of problem-solving skills in schizophrenia: evidence of a persistent effect. *Schizophrenia Research, 57*, 165-171.

Medalia, A., & Richardson, R. (2005). What predicts a good response to cognitive remediation interventions? *Schizophrenia Bulletin, 31*, 942-953.

Mendella, P. D., Burton, C. Z., Tasca, G. A., Roy, P., St. Louis, L., & Twamley, E. W. (2015). Compensatory training for people with first-episode schizophrenia: results from a pilot randomized controlled trial. *Schizophrenia Research, 162*, 108-111.

Ragland, J. D., Moelter, S. T., Bhati, M. T., Valdez, J. N., Kohler, C. G., Siegel, S. J., Gur, R. C., & Gur, R. E. (2008). Effect of retrieval effort and switching demand on fMRI activation during semantic word generation in schizophrenia. *Schizophrenia Research, 99* (1-3), 312-323.

Ryan, R. M., & Deci, E. (2000). Self-determination theory and the facilitation of intrinsic motivation, social development, and well-being. *American Psychologist, 55*, 68-78.

Saykin, A. J., Gur, R. C., Gur, R. E., Mozley, D., Mozley, L. H., Resnick, S. M., Kester, D. B., & Stafiniak, P. (1991). Neuropsychological function in schizophrenia: Selective impairment in learning and memory. *Archives of General Psychiatry, 48*, 618-624.

Saykin, A. J., Shtasel, D. L., Gur, R. E., Kester, D. B., Mozley, L. H., Stafiniak, P., & Gur, R. C. (1994). Neuropsychological deficits in neuroleptic naive patients with first-episode schizophrenia. *Archives of General Psychiatry, 51* (2), 124-131.

Spaulding, W. D., Reed, D., Sullivan, M., Richardson, C., & Weiler, M. (1999). Effects of cognitive treatment in psychiatric rehabilitation. *Schizophrenia Bulletin, 25*, 657-676.

Twamley, E. W., Vella, L., Burton, C. Z., Heaton, R. K., & Jeste, D. V. (2012). Compensatory cognitive training for psychosis: effects in a randomized, controlled trial. *Journal of Clinical Psychiatry, 73*, 1212-1219.

人名索引

事項索引

執筆者一覧

松井三枝	（金沢大学国際基幹教育院）	編者, 第1, 2, 3章, 第8章［翻訳］
大塚貞男	（京都大学医学部）	第3章
最上多美子	（鳥取大学医学部）	第4, 6章
佐藤さやか	（国立精神・神経医療研究センター）	第5章
松田康裕	（奈良県立医科大学精神医学講座）	第5章
古川俊一	（東京警察病院）	第5章
梅田典子	（東洋大学ウェルネスセンター）	第5章
岩根達郎	（京都府立洛南病院）	第6章
菊池安希子	（国立精神・神経医療研究センター精神保健 研究所）	第7章
Kurtz, M. M.	（Wesleyan University, U.S.A.）	第8章

〈執筆協力者〉

池淵恵美	（帝京平成大学大学院臨床心理学研究科）	第5章
VCAT-J 研究会		第5章
吉田統子	（国立精神・神経医療研究センター病院）	第7章
蝦名昴大	（金沢大学医薬保健学総合研究科）	第8章［翻訳］

編著者紹介

松井　三枝（まつい・みえ）

金沢大学国際基幹教育院臨床認知科学教授　博士（医学）

1984 年　金沢大学文学部行動科学科卒業

1987 年　富山医科薬科大学医学部精神神経医学教室入局

1988 年　富山医科薬科大学医学部精神神経医学教室助手

1995 年　米国ペンシルバニア大学医学部精神医学教室（Brain-Behavior Laboratory）
　　　　　に文部省在外研究員（Postdoctoral fellow）として留学　博士（医学, 富山医
　　　　　科薬科大学）取得

1997 年　富山医科薬科大学医学部心理学教室助教授
　　　　　富山医科薬科大学（富山大学）附属病院神経科精神科（神経心理外来）兼務

2005 年　富山大学医学部心理学助教授（大学統合により大学名が変更, 職務は同じ）

2007 年　富山大学大学院医学薬学研究部（医学）心理学准教授

2016 年　金沢大学国際基幹教育院, 大学院人間社会環境研究科修士課程, 大学院医薬
　　　　　保健学総合研究科博士課程教授

◆主 著

『社会脳から心を探る』（共著）　公益財団法人日本学術協力財団, 2020 年

『病気のひとのこころ ── 医療のなかでの心理学』（共著）　誠信書房, 2018 年

『発達科学ハンドブック 4 発達の基盤 ── 身体, 認知, 情動』（共著）　新曜社, 2012 年

『精神医学キーワード事典』（共著）　中山書店, 2011 年

『精神疾患と認知機能』（共著）　新興医学出版社, 2009 年

『専門医のための精神科リュミエール 10　注意障害』（共著）　中山書店, 2009 年

『医療心理学を学ぶ人のために』（共著）　世界思想社, 2009 年

精神科臨床とリカバリー支援のための
認知リハビリテーション
― 統合失調症を中心に ―

2020 年 7 月 10 日　初版第 1 刷印刷	定価はカバーに
2020 年 7 月 20 日　初版第 1 刷発行	表示してあります。

編著者　　　松井　三枝

発行所　　　（株）北大路書房

〒 603-8303　京都市北区紫野十二坊町 12-8
電 話　（075）431-0361（代）
FAX　（075）431-9393
振 替　01050-4-2083

©2020　　　　　　　　　　印刷・製本／亜細亜印刷（株）

検印省略　落丁・乱丁本はお取り替えいたします。
ISBN978-4-7628-3113-3　Printed in Japan